EL INFORME ORAL

EL INFORME ORAL

GUIA DEL CONSUMIDOR PARA MEJORAR EL CUIDADO DENTAL

Jerry F. Taintor, D.D.S.
y Mary Jane Taintor

Facts On File
New York • Oxford

EL INFORME ORAL: GUIA DEL CONSUMIDOR PARA MEJORAR EL CUIDADO DENTAL

Translation by María Vidal

Facts On File
460 Park Avenue South
New York, NY 10016
USA

Facts On File Limited
Collins Street
Oxford OX4 1XJ
United Kingdom

Library of Congress Cataloging-in-Publication Data
Taintor, Jerry F.
[Oral report. Spanish]
El informe oral : guía del consumidor para mejorar el cuidado dental / Jerry F. Taintor y Mary Jane Taintor.
p. cm.
Includes index.
ISBN 0-8160-2498-7
1. Dentistry—Popular works. 2. Consumer education. I. Taintor, Mary Jane. II. Title.
RK61.T1518 1991
617.6—dc20 91-14920

La Biblioteca Británica dispone de la ficha del Catálogo Británico CIP

Diseño del texto por Ron Monteleone
Diseño de la cubierta por Catherine Hyman
Composición por Maple-Vail Book Manufacturing Group
Hecho por Maple-Vail Book Manufacturing Group
Impreso en Los Estados Unidos

10 9 8 7 6 5 4 3 2 1

Este libro ha sido impreso en papel libre de ácido.

Este libro está dedicado al consumidor de cuidado dental a quien intentamos ayudar dando información sobre los servicios que proveen los profesionales dentales.

Este libro también está dedicado a los dentistas generales y especialistas dentales en práctica privada y en instituciones académicas por todo el país. Su ayuda y consejo hace posible producir un libro que contiene las técnicas más recientes, seguras y efectivas para el consumidor de cuidado dental.

Además, dedicamos este libro a nuestra hija, Christy. A pesar de que ahora es todavía un bebé, esperamos que este libro ayude a ella y a futuras generaciones a ser mejores consumidores de los servicios dentales.

INDICE DE MATERIAS

PREFACIO

El generador en el automóvil de mi esposa necesita ser reemplazado. Esto es lo que el empleado de la gasolinera contestó cuando le dije que la luz roja que controla la batería continuaba prendiéndose y apagándose cuando ella lo estaba manejando. ¿Cómo sé si el empleado no se equivocó en el diagnóstico de mi problema? Yo podría pedir la opinión de otro mecánico. Podría sólo ser que la correa del generador está suelta como ocurrió la última vez que noté la luz roja de la batería. También podría consultar en un taller mecánico para automóviles. La cuestión es que cuanto más información tenga sobre mi automóvil, más se aumenta la posibilidad de que la reparación sea la adecuada y a un precio razonable.

Lo mismo puede decirse de los dientes. Este es un libro sobre cuidado de la salud, más específicamente, un libro sobre cuidado de la salud dental. Le puedo asegurar que los consumidores de salud dental comunes y corrientes saben más sobre sus automóviles que sobre su cavidad oral (o boca). Es más, la mayoría de la gente gastará mucho más dinero durante su vida en el mantenimiento de sus dientes que manteniendo un solo automóvil.

Recientemente recibí una llamada del reportero de un periódico local quien preguntó si alguna vez había oído hablar del uso de la fe curativa para restaurar o reemplazar dientes. Dije "No, pero trato de mantener una mente flexible". Entonces el reportero me pidió que lo acompañara a una reunión de curación por la fe a fin de cubrir la historia para su periódico. Como nunca he rechazado una "experiencia educativa", acepté.

La persona que curaba hizo que todos los presentes pasaran delante suyo y colocó las manos sobre la cabeza de ellos, rezando por cada uno. Después de que todos se sentaron pidió que levantaran las manos aquellos creyentes que habían recibido un milagro de Dios. Un hombre dijo que ahora tenía tres obturaciones de oro donde antes no había oro. Otros afirmaron que tenían nuevas obturaciones donde antes había dientes cariados.

Yo no dudo del poder de Dios. ¡Pero un minuto! ¿Fue esto realmente un milagro? ¿Estaban engañando a las personas que ofrecían testimonio en la audiencia? ¿O simplemente deseaban creer en un milagro basado en convicciones religiosas profundas?

Este curandero de la fe afirmaba que en los últimos veinticinco años había curado los dientes de treinta y cinco mil personas. Examiné las "obturaciones milagrosas" y noté un desmejoramiento obvio en algunas de ellas. ¿Por qué, me pregunté, Dios puso en las caries un material fabricado por el hombre en vez de curar el diente con el mismo material que El usó al crear el diente la primera vez?

En la actualidad soy dentista en la práctica profesional desde casi veinte años, y la experiencia me ha enseñado que la mayoría de la gente no sabe cuáles dientes en su boca tienen obturaciones y qué clase de material fue usada en ellas. La audiencia del curandero de la fe no podía saber la condición de los dientes con obturaciones milagrosas antes que el milagro ocurriera. Una explicación más racional sugiere que: Quizás el "milagro" realmente ocurrió en una oficina para el cuidado dental.

Como un examen para usted, ¿puede contestar estas preguntas?

1. ¿Cuántos dientes tiene?
2. ¿Qué dientes le faltan, incluyendo las muelas del juicio?
3. ¿Qué dientes han sido obturados?
4. ¿Qué clase de material (plata, oro, etc.) tiene usted en las obturaciones?

Yo diría que el 95 por ciento de la población que no es dentista o que no está relacionada de alguna manera con el campo dental no puede contestar estas preguntas correctamente. ¿Por qué razón? La causa más posible de eso es que los dientes no están en nuestro campo visual y tendemos a olvidar su condición si es que alguna vez la conocimos.

Este libro es para todo el mundo. La odontología no está limitada a las personas que tienen dientes naturales. Incluso si usted necesita una dentadura postiza le hace falta un dentista que le extraiga los dientes naturales y construya y ajuste la misma.

Este libro puede ser usado tanto como libro de texto programado como referencia. Como texto programado, el libro le ayudará a desarrollar un vocabulario de terminología dental y conceptos a medida que lee un capítulo tras otro. Las palabras técnicas están marcadas. Un glosario de términos al final del libro le ayudará a refrescar su memoria si no puede recordar el significado de una palabra técnica. Para aquellos que desean usar el libro como texto de referencia, un índice de referencias enumera las páginas del libro donde un término particular es usado y explicado en enfoques diferentes.

Pienso que es una afirmación correcta decir que la mayoría de los consumidores de cuidado dental no conoce el precio medio de ciertos servicios en el lugar en que viven. Los precios más recientes disponibles se han incluido en este libro.

El propósito de este libro es ayudar a establecer una comunicación entre los profesionales dentales y sus pacientes. Tengo la esperanza de que esa comunicación se transforme en mejor cuidado dental para usted: el paciente. Los buenos consumidores de cuidado dental saben qué preguntas hacer y tienen un conocimiento general de lo que buscan en la atención que reciben de sus dentistas. ¿Cree usted que los aficionados a los automóviles reciben mejor servicio de sus mecánicos porque conocen los problemas y pueden hablarlos con ellos en su lenguaje? Seguro que sí. Pero hay muy pocos "aficionados en el campo dental". Con la excepción de los asistentes y recepcionistas dentales, los higienistas y los dentistas, la mayoría de la gente no tiene muchos conocimientos sobre la odontología. Ahora la gente que no pertenece a la profesión dental tiene la oportunidad de desempeñar un papel activo en mejorar la calidad de su propia salud dental.

En la actualidad, yo creo que las fuerzas más importantes que regulan los servicios dentales de los consumidores son las compañías de seguro, escuelas de odontología, juntas examinadoras dentales estatales y asociaciones dentales/sociedades (no necesariamente en ese órden). ¿Cómo puede usted usar cada uno de estos grupos poderosos para su ventaja? Esta es una pregunta muy importante y, sin embargo, muy pocos consumidores de cuidado dental conocen la respuesta. Todos esos reguladores de servicios dentales están minuciosamente analizados en este libro.

Si usted quiere mantener sus dientes y minimizar sus costos con cuidados adecuados en el hogar y desea que se le provean servicios apropiados, entonces éste es el libro que debe leer. Esto incluye a todos los que tienen sus dientes naturales y desean mantenerlos, a aquellos que sólo tienen algunos, pero que quieren conservar los que tienen y posiblemente reemplazar los que faltan y también a aquellos que no tienen dientes naturales. Esto significa usted.

PARTE I

EL CONSUMIDOR Y EL DENTISTA GENERAL

1

SALUD DENTAL—PREVENCION

Salud significa prevención. La salud está determinada por factores biológicos, de comportamiento, sociales, económicos y del ambiente. En la actualidad hay una tendencia por la cual los individuos asumen activamente una gran parte de la responsabilidad por su bienestar. Para prevenir problemas de salud, debemos cambiar nuestros hábitos, tales como los relacionados con el fumar, comer, hacer ejercicios y también los de la salud oral.

Los norteamericanos están descubriendo que la buena salud oral es una parte esencial de la salud total y del bienestar físico. Como resultado de los programas de prevención dental y una mayor cautela respecto a la buena salud oral, el deterioro dental en los escolares disminuyó un 32 por ciento en la década de los 70, y la proporción de niños completamente libres de problemas dentales aumentó casi un 10 por ciento desde 1973. Los adultos también se han beneficiado. Las últimas estadísticas muestran que sólo el 40 por ciento de la población necesita dentaduras completas o parciales.

Desde los años 50 la profesión dental se ha concentrado en la prevención. Las visitas regulares y el cuidado a largo plazo por un dentista dieron como resultado una tarea preventiva exitosa.

Los dientes sin caries o con pocas de ellas no son necesariamente una indicación de que su boca está sana. Este punto debe tenerse muy en cuenta. Durante las visitas regulares los dentistas buscan problemas de las encías, caries, tumores, abscesos en las puntas de las raíces de los dientes (que sólo se ven con radiografías) y la salud general de la boca. Para diagnosticar todos estos problemas los profesionales dentales usan su experiencia y también las radiografías. Hacer visitas regulares a sus oficinas permite que los problemas pequeños puedan ser corregidos antes que se conviertan en algo serio. Una salud dental deficiente no sólon afecta su aspecto y bienestar, sino que también conduce a serias complicaciones en la salud como infecciones en su cuerpo e incluso cáncer oral.

En los intervalos entre visitas al dentista, cada uno de nosotros debe asumir responsabilidad personal a fin de prevenir una salud dental precaria. Debemos visitar al dentista regularmente, cepillarnos los dientes y usar el hilo dental todos los días, comer una dieta balanceada y baja en azúcar, limitar las meriendas y usar una pasta dentífrica con fluoruro. Si usted vive en una zona que tiene la cantidad correcta de fluoruro en el agua (una parte de fluoruro por cada millón de partes de agua) recibe protección extra contra el deterioro dental. Varios estudios indican que la más dramática disminución de las caries en los Estados Unidos es el resultado de agregar fluoruro a los sistemas municipales de agua.

Los dientes sanos no sólo le permiten lucir bien, sentirse bien y tener una buena actitud mental, sino que también hacen posible comer y hablar correctamente, sin dificultad. La buena salud oral es importante para conseguir la salud completa.

Al igual que todas las cosas en la naturaleza, nuestros dientes y las estructuras que los soportan tienden a deteriorarse con el tiempo. No obstante, esto no ocurre al mismo tiempo, y los consumidores necesitan información a dos niveles: lo que ellos pueden hacer por sí mismos y lo que los dentistas pueden y deben hacer por sus pacientes, antes y después que surjan los problemas.

La mayoría de los conflictos y confusiones ocurren cuando lo que espera el paciente no coincide con lo que espera el dentista. Cuanto más información tiene el consumidor, mayores son las probabilidades de que el mismo y su dentista se comuniquen satisfactoriamente.

Para obtener una buena salud oral, usted debe visitar a un dentista general o a un especialista, de acuerdo a su problema. Para llegar a una decisión inteligente necesita conocer la experiencia de ambos. Lo que cada uno puede ofrecerle es el tema de las secciones siguientes.

COMO ELEGIR UN DENTISTA

Un problema que casi todos enfrentan es cómo encontrar un "buen" dentista. La mayoría de la gente toma esta decisión crucial varias veces en la vida. Usted, como consumidor, debe tener en cuenta varios aspectos del profesional y de su oficina, después de decidir que un dentista en particular va a cuidar sus dientes.

La guía telefónica está llena de nombres de dentistas que sólo tienen una cosa en común: la licencia para practicar la odontología en su estado.

Sin embargo, todos tienen diferentes personalidades, diferente grado de experiencia y diferente clase de experiencia. Antes de buscar un dentista, usted debe hacerse las siguientes preguntas:

1. ¿Está buscando un dentista cerca de su casa? ¿O está dispuesto a viajar una distancia razonable para ser tratado por un dentista en particular que le agrada y en quien usted confía?
2. ¿Son mejores para usted ciertas horas del día o de la semana? Algunos dentistas atienden a los pacientes desde las primeras horas de la mañana, y otros hasta las últimas horas de la tarde; algunos atienden los sábados. ¿Qué importancia tienen estas consideraciones?
3. ¿Tiene usted un problema físico que requiera atención especial? Algunos dentistas generales y ciertos especialistas se dedican a ellos. También los pacientes minusválidos deben considerar la estructura física del edificio y la ubicación de la oficina con respecto al estacionamiento de automóviles.
4. ¿Cúal es su problema? ¿Usted necesita que sus dientes sean limpiados y revisados? ¿Tiene una emergencia? Estos factores determinarán que la visita sea inmediata o que haya una espera para una cita regular.
5. ¿Necesita un dentista general o un especialista? Los dentistas generales están entrenados para hacer cualquier tipo de tratamiento; sin embargo, si usted tiene un problema difícil o fuera de lo común, el dentista general puede recomendarle un especialista.

Las fuentes más rápidas de información sobre dentistas son las amistades, conocidos, compañeros de trabajo, su médico de cabeceray su farmacéutico. Pregúnteles a ellos cuánto hace que van a sus dentistas y cómo los eligieron. Usted conocerá así algo sobre la personalidad de estos dentistas, pero raramente obtendrá mayor información sobre su habilidad técnica. Esta información es difícil de determinar, incluso para un dentista.

Otra forma de encontrar un dentista es llamar a la asociación dental local (ver Suplemento C). La misma puede encontrarse mirando las páginas amarillas bajo el título "Dentista". Dicha sociedad puede ayudarlo recomendándole varios dentistas adecuados a sus necesidades en su localidad. Entonces usted puede llamarlos y decidir si se siente cómodo con ellos. Incluso puede averiguar las credenciales de un profesional en particular. Por ejemplo, usted puede querer saber si el dentista que provee servicios de ortodoncia es un especialista o un dentista general. La sociedad dental local puede también ayudarle si tiene una emergencia. La mayoría de las asociaciones dentales tienen servicios de emergencia rotativos en los cuales los dentistas se ofrecen voluntariamente a recibir llamadas las veinticuatro horas del día. Este tipo de información no puede obtenerse de las páginas amarillas de la guía telefónica.

Varios aspectos de la práctica dental pueden darle información muy útil al elegir un dentista:

1. ¿El dentista y el higienista dental están orientados hacia la prevención? ¿Le señalan cosas que usted pueda hacer para mantener una buena salud dental? Ambos profesionales deben proveer profilaxis bucal (limpieza de los dientes), tratamientos con fluoruro, reemplazo para dientes que faltan y restauraciones necesarias (obturaciones). El cuidado en el hogar es la responsabilidad de usted.
2. ¿Pone el dentista énfasis en el cuidado a largo plazo? En otras palabras, ¿tiene un sistema que le notifique automáticamente cuando llega la hora de una visita periódica?
3. ¿Usa el dentista radiografías, cuando es necesario, para ayudar a diagnosticar su problema? En la visita inicial, el dentista debe sacarle radiografías de todos los dientes de modo que la condición general de su boca pueda ser establecida. En visitas posteriores, otras radiografías pueden ser tomadas de acuerdo a las necesidades. Ningún dentista debería reparar un diente sin sacar radiografías. En el momento de hacerlas, fíjese en si el dentista es cauteloso con respecto a la radiación. ¿Cómo? El profesional debe colocarle a usted un delantal de plomo para protegerlo de los restos de radiación. Incluso el delantal también debería tener un collar tiroideo.

   Usando la información obtenida de las radiografías, el dentista puede sugerir el tratamiento necesario para hacer que su boca esté de nuevo en buenas condiciones. Esto es mucho mejor y menos costoso que solamente "curar lo que duele". Los problemas dentales son mucho menos costosos en el proceso inicial. Las radiografías serán explicadas en detalle más adelante.
4. ¿El dentista le toma una historia médica y dental completa como parte de su ficha permanente? Esto proporciona un conocimiento profundo de sus necesidades; también puede ayudar a prevenir posibles complicaciones. Por ejemplo, puede alertar al profesional sobre alergias a ciertas medicinas o sobre una enfermedad que requiere modificación del tratamiento usual. Incluso si usted visita a un dentista regularmente, asegúrese que el mismo se entere de cualquier cambio en su historia médica, medicinas que está usando en la actualidad y alergias detectadas desde su última visita. No tome decisiones por su cuenta de que alguna información médica no tiene significado para el tratamiento dental. Deje que su dentista tome las decisiones. Por ejemplo, usted puede haber descubierto recientemente que sufre de diabetes. Esto es importante para su dentista aunque la diabetes no tiene relación directa con sus dientes. La razón es que esa enfermedad causa demoras en el proceso curativo. La diabetes también puede causar gingivitis (irritación de las encías). Esto puede significar que usted debe

visitar al dentista más frecuentemente para que sus dientes sean limpiados.

5. ¿Su tratamiento, costo y planes de pago son debatidos con usted por anticipado? Este proceder permite que los deseos de ambas partes se realicen y promueve una relación duradera.
6. ¿Provee el dentista cuidados de emergencia? Aunque muchos dentistas proveen el teléfono de su domicilio, otros sólo tienen un servicio para contestarlas llamadas. En general, esos servicios le ayudan a encontrar su propio dentista o a otro que se comprometió a tomar llamadas de emergencia.

El paso más importante de encontrar un dentista es, de cualquier modo, buscarlo antes que usted lo necesite, y no cuando no tenga más recurso que ir al primero que esté disponible.

LA ODONTOLOGIA BARATA Y LA ODONTOLOGIA DE BAJO PRECIO

"¿Cuánto cobra usted por obturar un diente trasero?" pregunta por teléfono un paciente. La recepcionista explica que todo depende del problema y el tratamiento necesario. Si se mira un diente como si fuera una caja de cinco lados (superficies dentales), todo depende de cuántas deben ser reparadas. Cuanto mayor sea el número de superficies a reparar, mayor será el costo del tratamiento. Usted sólo puede necesitar reparar una superficie para masticar (obturación). El costo de este tratamiento es relativamente bajo (de $20 a $35).

El otro extremo es que el diente esté tan cariado que no quedan ya superficies en la caja excepto en el fondo, como ocurre cuando la caries llega a la encía. Generalmente, no hay restauración que por sí misma solucione esta situación. Este diente necesitará tratamiento del conducto de la raíz, pilares cementados a una o más raíces, reconstrucción del diente usando los pilares como soporte y finalmente un casquete (técnicamente llamado corona) colocado sobre la reconstrucción para devolver al diente su forma y función original. Este tratamiento puede costar más de mil dólares en muchas áreas del país.

Las búsquedas telefónicas de cuidado dental a bajo costo no le darán las respuestas que procura. Los servicios más económicos pueden costarle eventualmente grandes sumas a largo plazo.

En cambio, es siempre bueno obtener un presupuesto *antes* de comenzar, pero considere que el dinero no es el aspecto más importante de su tratamiento dental. En el mercado competitivo de la actualidad, el costo de los servicios no varía mucho en un área específica, pero la calidad del cuidado que usted recibe puede variar considerablemente. La obtención de un presupuesto es su manera de evaluar al dentista, que debe hacer dos cosas antes de estimar los costos: un examen visual de la boca y los dientes, como también una serie de radiografías de los dientes y los huesos para revelar problemas que no se ven a simple vista. Por ejemplo, las radiografías pueden mostrar caries entre los dientes o mostrar abscesos (infecciones) que todavía no causan dolor.

Cuando conozca el presupuesto del dentista, pídalo por escrito con los costos detallados en forma individual. Si entonces piensa que ha encontrado al dentista más indicado para usted y el precio está dentro de sus posibilidades, no espere para comenzar el tratamiento. Todavía estoy por ver que los tratamientos dentales disminuyen de precio con el correr del tiempo.

Si usted decide obtener una segunda opinión, a la cual ningún dentista debe objetar, la mejor manera de hacerlo es pedir al primer dentista que envíe sus radiografías al segundo dentista. Si el primer dentista tomó radiografías en adecuada cantidad y calidad, el segundo dentista podrá usarlas, eliminando costos extras y ser expuesto a radiación innecesaria. Usted entonces sólo necesitará un examen visual del segundo dentista a fin de que él le provea un presupuesto con los costos detallados. Compare los presupuestos de los dos dentistas, y si los mismos están situados en la misma área de la ciudad, el costo por los mismos servicios debe ser similar.

Es importante reconocer la diferencia entre la odontología "barata" y la odontología "de bajo costo". En mi opinión, la primera consiste en no incluir procedimientos de importancia para hacer que el presupuesto parezca bajo. La segunda no sólo muestra precios comparables con el promedio de los costos del área, sino que también incluye todos los procedimientos necesarios para eliminar sus problemas.

Al elegir un tratamiento, es importante fijarse en las necesidades de sus dientes a largo plazo. Mucha gente tiende a preocuparse solamente por lo que duele y deja el resto hasta que vuelve a sentir dolor. Esta manera de actuar es perjudicial para su salud y sus dientes, llevando a costos todavía mayores.

Usted, como consumidor, debe comparar los planes de tratamiento con mucho cuidado. Concéntrese en lo más importante, como la terapia periodontal (tratamiento de las encías enfermas), tratamiento del conducto de la raíz, equilibración oclusal, coronas de oro y porcelana, etc. Por ejemplo, si un presupuesto indica que usted necesita terapia periodontal y el otro no, debe consultar a un especialista del área en cuestión.

Finalmente, es usted quien decide qué profesional va a tratarlo. Si quiere una boca sana, es muy importante recibir un diagnóstico correcto y empezar el tratamiento. Eso puede representar la diferencia entre mantener sus dientes o perderlos.

LOS DIENTES: SU FORMA Y FUNCION

En respuesta a su pregunta inocente "¿Qué le pasa a mi diente?" su dentista puede darle una respuesta inmediata como la que sigue: "Las radiografías indican que su segundo molar izquierdo tiene un área deteriorada al frente. El deterioro se extiende a través del esmalte hasta la *dentina.* Si no se lo repara pronto, el deterioro eventualmente invadirá la pulpa. Entonces su diente tendrá que someterse al tratamiento del conducto de la raíz. Además, las encías se retrajeron (se achicaron, dejando ver las raíces) y su cepillado removió algo de la sustancia ósea dental y reveló la dentina. Esa es la razón por la cual sus dientes son "sensibles" ".

Su respuesta inmediata sería probablemente: ¿Qué debo hacer? Pero, ¿es que usted sabe lo que dijo el dentista? Probablemente sabe qué diente está afectado porque el mismo es sensible a las bebidas calientes y frías. Sin embargo, la explicación de su problema dental parece expresada en una lengua extranjera. ¿Qué es el esmalte, la dentina, la sustancia ósea dental ... , y dónde está la pulpa? La lengua extranjera es la terminología dental técnica. Las palabras pueden serle vagamente familiares si es que conoce algo de odontología. A este punto en la conversación con su dentista, no sabe si sentirse preocupado o aliviado.

Usted puede haber memorizado alguna vez las partes de un diente para una clase de biología, pero entonces no tenía ninguna significación en su vida. ¡Es hora de tomar un curso de repaso! Examinemos los componentes básicos de un diente de manera que usted podrá hablar e incluso entender la información de su dentista.

El dibujo (figura 1) es el de un molar inferior, el diente más lejano en la mandíbula inferior.

Esencialmente, todos los dientes están compuestos de las mismas partes principales. Examinando un diente de cerca vemos que como en la arquitectura moderna, la forma sigue a la función.

La corona de cada diente está totalmente cubierta de *esmalte.* En el esmalte comienza el deterioro porque es la capa más superficial del diente. También, el esmalte es el tejido más duro y mineralizado del cuerpo; sin él, la parte interior del diente se gastaría rápidamente con el masticar.

Debajo del esmalte hay otra capa llamada *dentina.* Si el deterioro dental atraviesa el esmalte, ataca inmediatamente la dentina. Más blanda que el esmalte, esta capa es como el hueso y está compuesta de millones de tubos

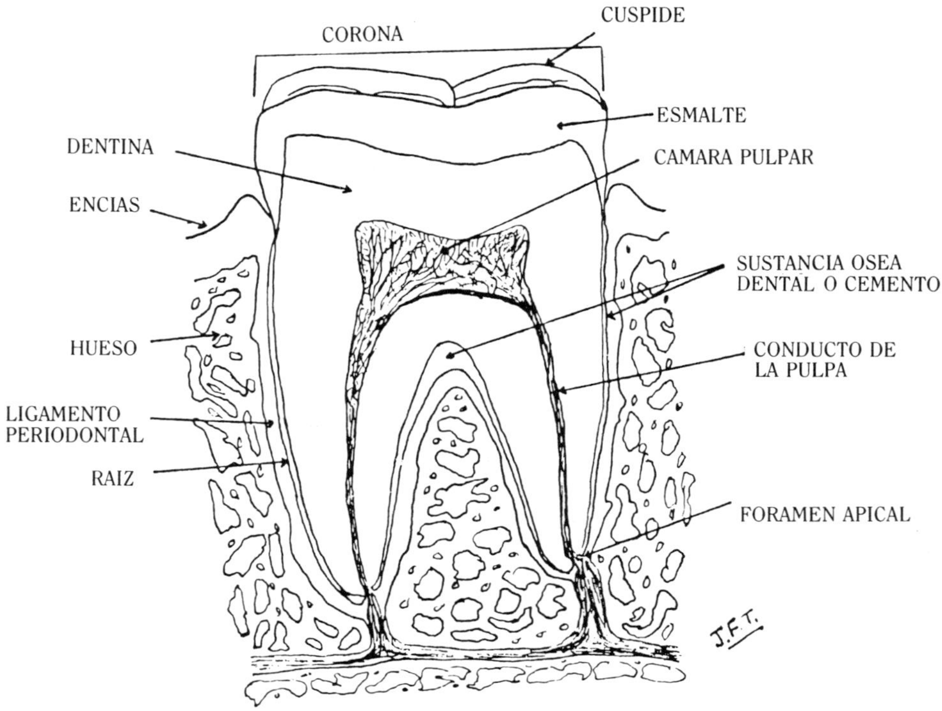

Figura 1

minúsculos que van directamente a la pulpa dental (ver abajo). Finalmente, la dentina forma la parte principal del diente desde la corona a la raíz.

La raíz está casi toda compuesta de *dentina,* a excepción de otra capa fina de tejido que cubre la superficie exterior de la raíz debajo de la encía en los dientes sanos. Esta capa fina se llama *sustancia ósea dental* o *cemento.*

Los tejidos de soporte del diente son llamados colectivamente *periodonto.* El mismo incluye el ligamento periodontal, la gingiva (encías) y el hueso que sostiene el diente. Comparando el diente con una casa, el periodonto es el cimiento de ella.

Entre el hueso de la mandíbula y la sustancia ósea dental está el *ligamento periodontal.* Este ligamento es un tejido fibroso que conecta la raíz al hueso de la mandíbula.

El cuidado adecuado de las encías es importante porque éstas pueden inflamarse con bacteria y otros irritantes. Si la inflamación continua puede hacer que las encías se separen de los dientes y que la bacteria destruya el hueso que sostiene el diente. Cuando eso ocurre, el diente se afloja, se puede caer o necesita ser removido. Esta razón y no el deterioro dental es en la actualidad la causa número uno de la pérdida de dientes. El nombre de esta enfermedad es *periodontitis.*

Si se permite que el deterioro dental destruya el esmalte y la dentina, podrá eventualmente infectar y matar el tejido de la pulpa.

La *pulpa* es un tejido suave que se encuentra en el centro de todos los dientes. Está compuesta de vasos sanguíneos, fibras, células y tejido nervioso. Cuando la caries llega a la pulpa, usualmente ataca la cavidad de la misma; entonces se siente dolor. En general, el dolor puede ser acompañado de hinchazón a causa de la infección; esto se llama absceso. El dolor puede ser espontáneo u ocurrir como resultado de comidas y bebidas calientes, frías o dulces.

La cavidad pulpar está situada en la parte más baja de la corona del diente y se extiende hacia abajo a lo largo de cada raíz.

El espacio que la pulpa ocupa en la raíz es llamado conducto o canal de la pulpa y es conocido en inglés como *root canal.*

El conducto termina al final (o ápice) de la raíz del diente en la zona llamada "foramen apical", donde el tejido de la pulpa sale del diente hacia la mandíbula y se transforma en tejido neurovascular (nervios y vasos sanguíneos). Cuando la pulpa está enferma, debe ser removida para salvar el diente. Esto se llama tratamiento del conducto de la raíz o más técnicamente, *tratamiento endodóntico.* El campo de la endodoncia será tratado en el capítulo 3.

Ahora examinemos la función de sus dientes (figuras 2 y 3). La parte del diente que usted ve cuando se mira al espejo es la *corona.* La misma determina la función del diente. Las coronas de los dientes frontales, los *incisivos* (los cuatro dientes frontales de arriba y de abajo), son afiladas y cinceladas para cortar. El próximo diente hacia atrás en la boca es el *colmillo* (o diente canino). El mismo es puntiagudo para desgarrar. Los *premolares,* los próximos dos dientes hacia atrás en la boca, generalmente tienen dos puntas o cúspides y por eso a veces se llaman *bicúspides.* Los premolares sirven para triturar y desgarrar.

Finalmente, los dos dientes más al fondo de la boca (tres si usted tiene la muela del juicio) son los *molares.* Estos tienen varias cúspides y son usados para moler los alimentos. En total hay treinta y dos dientes permanentes en los adultos y veinte dientes primarios en los niños.

Usted acaba de recibir un curso acelerado de las partes básicas, tipos y funciones de los dientes.

Ahora, vuelva al comienzo de esta sección y vea si la conversación entre el paciente hipotético y el dentista tiene más sentido.

PRODUCTOS DENTALES

La Asociación Americana Dental (ADA) es la organización de dentistas más grande y mejor reconocida de los Estados Unidos. Su propósito es servir como entidad gubernamental para sus miembros y promover el cuidado dental de calidad. Los productos dentales son analizados en cuanto a seguridad y eficacia por dos juntas de la ADA. Veramos cómo estas juntas ayudan al consumidor.

La Junta para Terapéutica Dental de la ADA está envuelta completamente con los productos para el consumidor dental. Como su nombre lo implica, "terapéuticos" son los productos que tratan o ayudan a prevenir enfermedades dentales.

La Junta para Terapéutica Dental es responsable de evaluar agentes terapéuticos usados en el diagnóstico, tratamiento o prevención de las enfermedades dentales. La Junta determina la aceptabilidad de las afirmaciones hechas por el fabricante de un producto. La aceptación por esta Junta significa que el producto es digno de confianza, efectivo, uniforme en composición (ha pasado el control de calidad), anunciado y rotulado en forma honesta.

El símbolo ADA en los productos (figura 4) asegura a los consumidores que están comprando algo que satisface el criterio de aceptación de la Junta ADA, el cual está basado en las afirmaciones hechas por el fabricante.

"Aceptado por la Junta ADA Terapéutica Dental" es la única marca en los productos dentales que asegura al consumidor la seguridad y eficacia. Estos son los únicos productos que pueden exhibir la etiqueta ADA de aceptación. La ADA publica un libro, *ACCEPTED DENTAL THERAPEUTICS* (Terapéuticas Dentales Aceptables) para aquellos que desean una lista completa. La última edición del libro podrá encontrarse en la sección de referencia en las bibliotecas de su ciudad o universidad. Si desea una copia para su propia biblioteca, solicite información de la ADA, escribiendo a: American Dental Association, Order Department P57, 211 East Chicago Avenue, Chicago, Illinois 60611.

Este libro contiene información sobre productos que no requieren una receta o prescripción dental, tales como: enjuagues bucales y dentífricos con fluoruro, pasta dental para dientes sensibles (Denquel, Sensodyne, Thermodent y Protect son hasta el momento las únicas pastas dentífricas aceptadas para desensibilizar). Hay una sección con productos para personas minusválidas, mujeres embarazadas y pacientes ancianos y mujeres que usan anticonceptivos orales.

La forma menos costosa y simple de comprobar que uno ha comprado algo inteligentemente es buscar la etiqueta de aprobación de la ADA en los productos adquiridos.

Usted también encontrará productos dentales que ponen "Aceptable o Certificado por la Junta para Materiales Dentales, Instrumentos y Equipos" (figura 5). Esta es otra junta consejera de la ADA que provee protección asegurando al consumidor que los productos con su etiqueta han pasado pruebas de seguridad y aceptabilidad. Ejemplos de productos examinados

DIENTES PRIMARIOS

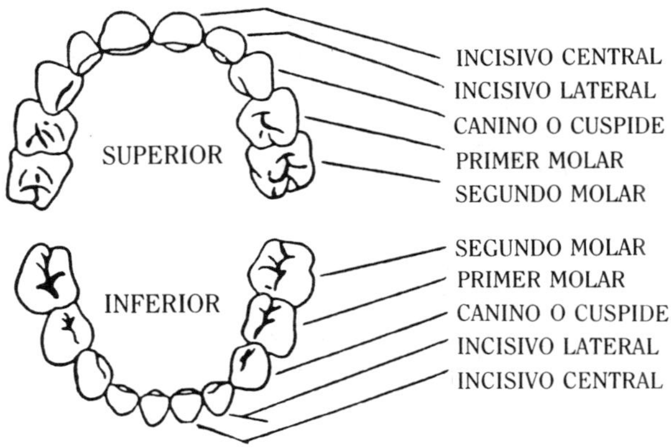

DIENTES PERMANENTES

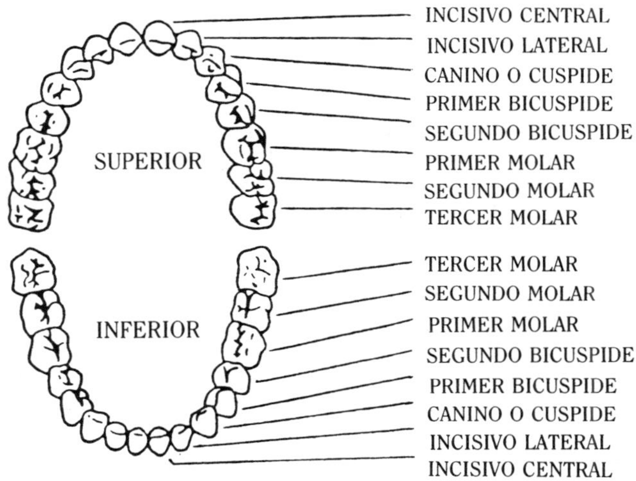

Figura 2

por este comité incluyen instrumentos de irrigación y cepillos de dientes eléctricos.

CUIDADO EN EL HOGAR

La buena salud dental requiere un esfuerzo conjunto entre usted, su dentista general y el personal de éste. Para que sea un éxito, usted debe com-

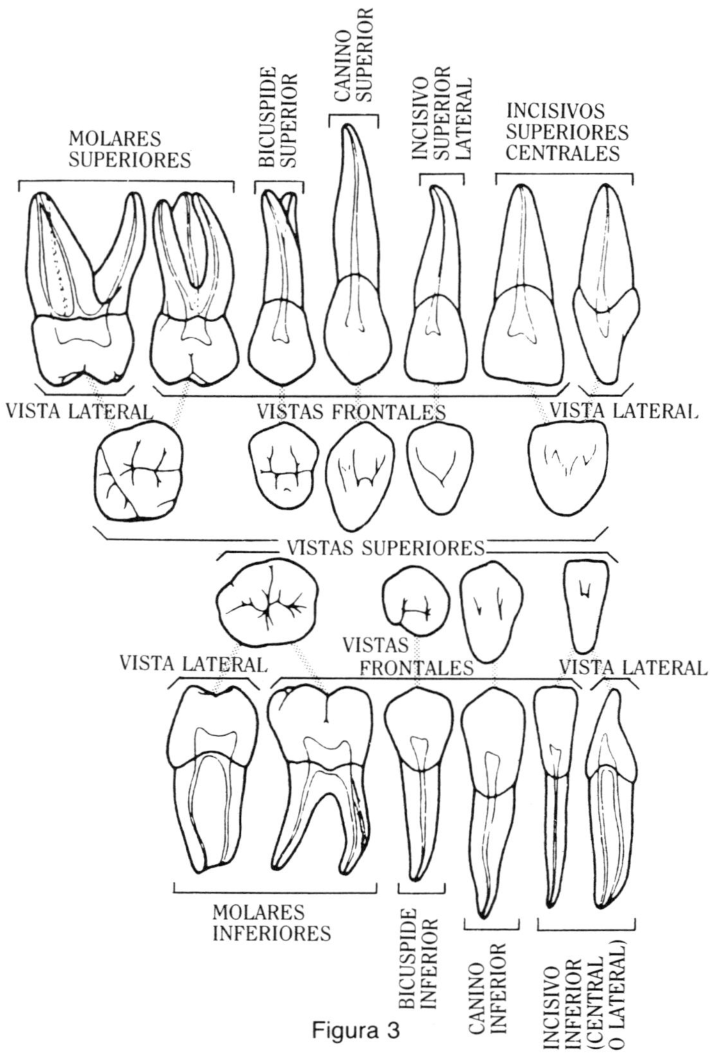

Figura 3

prender que sólo usted puede hacer un éxito del esfuerzo común. El resultado dependerá de cómo se limpia los dientes y las encías cada día. Una dieta balanceada es también importante.

Los cuidados en el hogar tratan del uso de un cepillo de dientes, pasta dentífrica, enjuagues bucales, hilo dental, palillos y aparatos para irrigar la cavidad bucal. Los buenos hábitos dentales en el hogar son fundamentales en la prevención de las enfermedades de la boca. El cepillado y uso del hilo dental son los métodos más importantes de buen cuidado en el hogar para usted y sus niños. Como la ADA manifiesta en su sello de aprobación:

Accepted
COUNCIL ON DENTAL THERAPEUTICS
AMERICAN DENTAL ASSOCIATION

Figura 4

cepillarse los dientes con un dentífrico aprobado por la asociación "puede tener un valor significativo al ser usado en conjunción con los servicios de su dentista" quien le proveerá controles dentales periódicos para detectar deterioro y enfermedad periodontal. Si hay puntos débiles en el cuidado dental hogareño, su dentista puede intervenir y corregir la situación antes que se transforme en urgente. Esta intervención consiste en reconocer y tratar problemas que usted no está capacitado para encontrar. El dentista o el higienista (ver capítulo 2) proveerán una limpieza profunda de los

Acceptable
ada
COUNCIL ON DENTAL MATERIALS, INSTRUMENTS & EQUIPMENT

Certified
ada
COUNCIL ON DENTAL MATERIALS, INSTRUMENTS & EQUIPMENT

ADA
Professionally recognized as Safe & Effective Council on Dental Materials, Instruments and Equipment

Figura 5

dientes en forma regular para prevenir la periodontitis. Además, ciertas sustancias obturadoras son colocadas con frecuencia en los dientes de los niños para prevenir el deterioro. Con respecto al cuidado hogareño el dentista y su personal le darán las instrucciones necesarias.

Parte del cuidado hogareño es estar alerta. Al comenzar un dolor de muelas usted puede ser una gran ayuda en el dignóstico del problema si pueda decir con exactitud dónde comenzó el dolor. También es importante saber si el diente fue tratado, qué profundidad tuvo la obturación o si se usó medicamento en la pulpa del diente. Poder proveer información exacta puede ser muy útil si usted se pone más enfermo después de comenzar el dolor. A continuación, veamos con más detalles cómo practicar buenos cuidados dentales en el hogar.

Cepillo de dientes

Para tener éxito, una higiene oral buena debe ser practicada continuamente en el hogar. La prevención comienza en el lugar donde usted se limpia los dientes concienzudamente (cepillo e hilo dental) por lo menos una vez al día y, si es posible, después de cada comida. Comprar un cepillo de dientes puede ser tan confuso como comprar un par de zapatos: la variedad de formas y medidas no tiene límites.

Los antropólogos creen que los humanos usaron originariamente un hueso o palo de madera para sacarse la comida de entre los dientes.

Los chinos en la antigüedad fabricaron uno de los primeros utensilios que se asemejan a los cepillos dentales actuales. La industria del cepillo dental comenzó con William Addis a fines de 1700, en Inglaterra. Addis, que estaba en la cárcel, básicamente reinventó el cepillo que los chinos habían inventado algunos siglos antes.

En los Estados Unidos, hasta fines de 1800, los cepillos de dientes se importaban de Europa. Entonces, lo que es ahora "the Pro Brush Division of Sohio Oil Company" se convirtió en la primera compañía del país que fabricó cepillos de dientes.

Dejando a un lado la historia, ¿cómo se debe buscar un cepillo de dientes en la actualidad?

La ADA básicamente recomienda las siguientes características: El cepillo debe ser suave, con cerdas redondeadas y la parte que cepilla debe ser chata con un mango derecho; también debe ser suficientemente pequeño como para poder alcanzar cada diente en la boca.

Un cepillo de dientes debe ser reemplazado después de tres o cuatro meses de uso. Observe las cerdas rotas o gastadas. Además, cuando usted ve que la pasta dentífrica obstruye la base de las cerdas, es otra señal de que el cepillo debe ser reemplazado.

Un cepillo gastado no limpia efectivamente la placa que lleva al deterioro dental y a problemas periodontales. Las cerdas rotas o torcidas pueden dañar las encías, de manera que el pequeño costo que representa el reemplazo es demasiado insignificante para arriesgarse al daño de un cepillo gastado.

A usted probablemente le han dicho que se cepille los dientes después de cada comida. Esto es lo ideal y debe hacerlo si tiene tendencia a las caries o a problemas periodontales. Sin embargo, algunos estudios indican que el cepillarse los dientes una vez al día y usar el hilo dental puede remover el sarro necesario para una higiene oral adecuada. Pero todo esto requiere el cepillo, dentífrico y cepillado correcto.

El cepillado adecuado no debe tomar más de tres minutos y esto no es mucho cuando se consideran los beneficios.

Para cepillarse la parte exterior de los dientes, use un movimiento de fricción con golpes suaves, de arriba hacia abajo, que no sean más largos que la mitad de un diente. Las cerdas del cepillo deben estar a un ángulo de 45 grados con respecto a la superficie del diente. Un cepillo de cerdas suaves limpiará naturalmente debajo de las encías sin lastimarlas.

Lavarse primero las superficies exteriores, entonces, todavía usando el movimiento de fricción, concéntrese en la parte interior de los dientes, pues es allí donde ocurre el mayor descuido. Complete el cepillado usando toques cortos de fricción en las superficies de masticar. Asegúrese de no olvidar ningún diente. Usted puede controlar la eficacia con que ha hecho su trabajo usando una sustancia que tiñe llamada solución reveladora; pinta las áreas donde todavía queda sarro después del cepillado. Puede encontrarse en la sección de productos dentales en la mayoría de las farmacias.

Un consejo: Cepíllese la lengua; al hacerlo limpiará los microorganismos orales que contribuyen al mal aliento. Algunos especialistas en periodoncia incluso sugieren que se cepille el interior de las mejillas. Haga esto con suavidad, por supuesto. Lo que se busca con estas sugerencias es minimizar o eliminar la mayor cantidad posible de bacterias orales.

Pasta dentífrica e hilo dental

La pasta dentífrica apropiada para usted depende de su edad. Los niños y adolescentes necesitan la protección del fluoruro. La que usted decida usar debe tener el sello de la ADA y la Junta para Terapéutica Dental. Esto le asegura que la pasta dentífrica es digna de confianza y efectiva de acuerdo a largos estudios realizados con la misma.

Una pasta dentífrica con fluoruro debe ser usada por sus niños aunque el agua de la ciudad contenga la misma sustancia (esto será explicado en el capítulo 10). Muchos estudios también demuestran que los niños se benefician de la aplicación de fluoruro directamente a sus dientes por el dentista o higienista dental. En la actualidad hay varios enjuagues con fluoruro que pueden comprarse sin receta y son discutidos más abajo.

Si el que usa la pasta dentífrica es un adulto, hay además otras consideraciones. Los adultos tienen caries, pero el peor enemigo para ellos es la enfermedad periodontal. Este problema significa que hay *sustancia ósea dental* y/o *dentina* (estructura del diente localizada debajo del esmalte de la corona) expuestas en la cavidad bucal. Si esto ocurre, el grado de abrasividad de la pasta dentífrica usada puede ser una importante consideración.

El cincuenta por ciento de las pastas dentífricas comunes están compuestas de abrasivos. Estas sustancias, durante el uso, remueven la sustancia ósea dental y exponen la dentina, que es el sendero hacia la pulpa. Un exceso de acción abrasiva puede causar que el diente se ponga sensible.

En marzo de 1984, la revista *Consumer Reports* informó sobre la diferencia en abrasividad de las pastas dentífricas. La marca Peak de Colgate-Palmolive fue considerada una de las menos abrasivas. Sin embargo, el costo era alto. Otra pasta dentífrica con baja abrasividad fue Colgate (Regular).

Las pastas dentífricas usadas para remover manchas de tabaco son muy abrasivas. La abrasividad es lo que quita las manchas de los dientes. Pero si usted tiene superficies de la raíz expuestas, esta abrasividad puede hacer sensibles a los dientes. La frecuencia en el uso de estas pastas abrasivas es también un factor que afecta la sensibilidad de los dientes.

Algunas pastas dentífricas ayudan específicamente a la gente con dientes sensibles. La sensibilidad puede ser causada por el uso de pastas dentífricas abrasivas o puede ser una respuesta normal a la recesión gingival que ocurre alrededor de un diente que es sano en otros aspectos. Las pastas dentífricas Thermodent, Sensodyne, Protect y Denquel tienen muy poca abrasividad.

¿Cuánto tiempo deben usarse estas pastas dentífricas desensibilizantes? En 1979 la Administración de Alimentos y Medicinas (FDA) propuso que estos productos lleven una marca de advertencia para que el consumidor no las use durante más de dos o tres semanas. Sin embargo, la propuesta no se convirtió en acción. ¿Por qué una idea de este tipo debe estar bajo consideración? Muy simple, un diente sensible puede ser señal de que la pulpa del diente murió o está muriendo, cosa que necesita intervención (tratamiento del conducto de la raíz) en vez de un dentífrico. Además, si el paciente tiene enfermedad periodontal, él o ella necesita un dentista para corregir el problema. La demora en el tratamiento puede significar la pérdida de uno o más dientes.

El producto más popular en el mercado de la pasta dentífrica es la que previene el sarro. El comentario más incisivo al respecto apareció en enero de 1986 en la revista *Journal of the American Dental Association.* En el mismo el Dr. Stephen Goodman del Departamento de Periodoncia de la Escuela de Odontología de la Universidad de Columbia dijo: "En la actualidad los controles químicos (la pasta dentífrica) deben ser vistos como una ayuda y no como un sustituto del control mecánico (del sarro)". En otras palabras, estas pastas dentífricas deben ser usadas en conjunción con, no reemplazando, las visitas regulares al dentista para una limpieza de los dientes. Otras autoridades dentales cuestionan la importancia de reducir el sarro el 50 por ciento o incluso el 90 por ciento (como lo proclaman estas pastas dentífricas). ¿Esta cantidad de disminución en el sarro podrá reducir o eliminar la enfermedad periodontal? Nadie sabe la respuesta a esta pregunta. Sólo futuras investigaciones nos darán la respuesta.

Otro punto que el Dr. Goodman señala es un llamado de atención. Los dentífricos que controlan el sarro pueden darle al paciente un falso sentido de seguridad. Los avisos usuales y síntomas de enfermedad periodontal son hemorragia y encías hinchadas. Estas pastas dentífricas pueden prevenir la aparición de los primeros signos de peligro; de ese modo el paciente puede demorar una evaluación periodontal. En suma, la periodontitis puede convertirse en avanzada antes de ser tratada. Allí está el peligro.

Otro aspecto importante de cuidado en el hogar es el hilo dental (dental floss). En los últimos años se ha hecho más popular y hay muchas clases para elegir.

Usted puede encontrarlo sin gusto o con gusto a menta o canela; extra ancho, extra fino; resistente al desflecado e hilo "super". Como si eso fuera poco, la mayoría de ellos también vienen encerados, no encerados o ligeramente encerados.

¿Cuál es el valor real del uso del hilo dental? Consultando a los periodontistas, se concluye que el mismo limpia aquellas áreas de los dientes donde el cepillo dental no llega.

Más específicamente, el sarro no puede removerse sólo con el cepillado y el no removerlo puede llevar al desmejoramiento en el punto de contacto, e incluso peor, conducir a la gingivitis.

El uso del hilo dental es simple:

1. Corte más o menos 18 pulgadas de su hilo favorito.
2. Enrolle unas 14 pulgadas alrededor del dedo del corazón de una mano.
3. Enrolle el resto alrededor del dedo del corazón de la otra mano y use este dedo para recoger el hilo dental usado.
4. Con una pulgada de hilo entre ellos, el pulgar y el índice son usados para guiar el hilo dental entre los dientes.
5. Mueva el hilo dental entre los dientes como si estuviera aserrando. Nunca lo baje de golpe y con fuerza entre los dientes porque puede producir una seria herida en las encías.
6. Mueva suavemente el hilo hacia abajo por el costado del diente hasta llegar a la encía. Entonces deslice el hilo en el espacio entre la encía y el diente.
7. Tuerza el hilo en forma de C contra la superficie del diente. Mueva el hilo lejos de la encía, como raspando a lo largo de cada diente. Repita esta acción cuatro o cinco veces en la superficie de cada diente.

8. Repita los pasos de 2 a 7 con un segmento limpio de hilo dental para cada diente.

Es importante usar el hilo dental todos los días y la mejor hora es a la noche, quizás antes de dormir.

Yo le sugiero que empiece la limpieza en el mismo diente cada día y continúe hacia la derecha alrededor de la boca hasta que todos los dientes hayan sido limpiados. La idea es simplemente no olvidar ningún diente. Además, no se olvide de pasar el hilo dental por la parte trasera de cada diente, en la parte superior e inferior de la boca.

Al comenzar a usar el hilo dental, las encías le pueden doler por cinco o seis días y también pueden sangrar. Si la pérdida de sangre persiste, vea a su dentista. Esto puede ser señal de limpieza incorrecta, lo que puede ser perjudicial. Las encías que sangran pueden también ser señal de problemas periodontales.

A pesar de ser importante el uso del hilo dental no es un sustituto del cepillado.

Una palabra sobre las variedades y clases de hilos dentales. El uso del hilo dental sin cera, con el propósito de limpiar mayor cantidad de superficie dental, comenzó con un proyecto de investigación en Texas en los años 1960. La mayoría de los periodontistas en la actualidad dicen que el hilo dental encerado no es mejor ni peor que el no encerado: "Simplemente, use hilo dental".

Un problema con el hilo sin cera es que se desfleca, pero hay uno en el mercado que asegura no desflecarse. Si usted tiene dificultad en introducirse el hilo dental entre los dientes, use un hilo dental con cera.

El gusto, por supuesto, lo dejo a su elección. Sheila Parcel, representante de Johnson y Johnson, que domina alrededor del 80 por ciento del mercado del hilo dental de los Estados Unidos, dice que los diferentes gustos son una tentativa de introducir a los niños en el uso del hilo dental.

Pregúntele a su dentista o higienista cómo usar el hilo dental y cuál de ellos es mejor para usted.

Enjuagues bucales

Se ha estimado que el público norteamericano gasta alrededor de $350 millones por año en enjuagues bucales. Pero, ¿es que estos productos tienen un propósito útil? Los expertos en la materia dicen que la mayoría de ellos sólo desodorizan la boca por quince o veinte minutos y no curan el mal aliento. De todas formas, el mal aliento no es una enfermedad para "curarse"; puede ser causado por muchas razones, desde los alimentos que comemos hasta graves infecciones bucales o del cuerpo. En general, los enjuagues bucales sólo disimulan los olores bucales.

La Administración de Alimentos y Medicinas (FDA) clasifica a los enjuagues bucales como cosméticos. Sólo en muy pocas circunstancias se les da un valor terapéutico.

Los enjuagues bucales terapéuticos pueden tener dos ventajas. Primero, pueden destruir bacterias orales por tres o cuatro horas. Segundo, algunos de ellos pueden ayudar o prevenir la destrucción dental. Estos son los enjuagues con fluoruro. Hasta hace poco tiempo los enjuagues bucales sólo se conseguían con receta médica o dental; ahora se consiguen en las farmacias. Estos son en realidad enjuagues contra las caries. ¿Cuál es la mejor hora para usar estos enjuagues? Respuesta: una vez por día; para mayor beneficio se recomienda no comer o beber por treinta minutos después del uso. La hora de dormir es generalmente la mejor para estar seguro que la acción del fluoruro no es perturbadora.

La manera de usar estos enjuagues es introducir el líquido en la boca, moverlo en ella vigorosamente por un minuto y luego escupirlo. ¡No lo trague!

Ciertas investigaciones demuestran que el cloruro de cetilpiridinio y el dormiphen bromuro reducen el sarro dental.

Fíjese en las etiquetas de los enjuagues bucales para ver si alguno de estos agentes químicos está presente, aunque la sola presencia no es garantía ya que otros "ingredientes inertes" pueden contraatacar los efectos de los agentes químicos que controlan el sarro. Además, estos productos pueden disimular un problema periodontal, resultando en descuido, hasta que un problema serio aparece.

Los enjuagues bucales de marca reconocida vienen en muchos sabores y colores; éstos son costosos a causa del precio de la publicidad nacional. Los supermercados y tiendas de descuentos copian la composición de las marcas conocidas que tienen buena aceptación. Estos productos pueden ahorrarle dinero si usted sabe qué es lo que busca al comprar la marca de la casa.

A veces el color y el sabor pueden ser indicadores de los ingredientes. Los verdes y los que tienen sabor a menta usualmente contienen cloruro de cetilpiridinio y dormiphen bromuro. Sin embargo, algunos de ellos pueden contener ácido bórico, un ingrediente que la Administración de Alimentos y Medicinas (FDA) recientemente designó como peligroso.

Los enjuagues de color ambar y con gusto a medicina contienen aceites esenciales como aceite de tomillo, aceite de eucalipto, menta y pirola. Además, ellos contienen benzoato de sodio o ácido benzoico, los cuales son antimicrobiales.

Los enjuagues rojos, excepto los que contienen fluoruro, no contienen ingredientes antimicrobiales. Algunos pueden contener compuestos de cinc que neutralizan el olor de ciertos productos de bacterias bucales. Recuerde, el efecto sólo dura quince o veinte minutos.

Los fabricantes de enjuagues bucales hacen muchas afirmaciones; una de ellas es que estos productos pueden aliviar el dolor de garganta. No hay forma de que tal cosa ocurra; pueden dar una sensación de adormecimiento, pero esto ciertamente no cura el problema.

En resumen, el enjuague bucal no es peligroso. Si usted usa uno, asegúrese que está obteniendo algo bueno por su dinero. Antes, usted no podía juzgar, ahora sí.

Palillos y otras ayudas periodontales

Los palillos pueden usarse para quitarse la comida atrapada entre los dientes, pero tenga cuidado. Los palillos, junto con los cigarrillos, la sacarina y ciertos juguetes para niños, han atraído atención como un peligro para la salud. Los palillos están siendo atacados por los médicos y los dentistas. El Dr. Laurence Budnick del Centro de Control de las Enfermedades en Atlanta (Georgia) cree que más de 8 mil accidentes relacionados con los palillos ocurrirán este año. En un artículo reciente el Dr. Budnick informó de tres muertes relacionadas con los palillos en las cuales los mismos fueron tragados, perforando el estómago y/o el intestino de los pacientes, causándoles la muerte.

Las personas más frecuentemente heridas con palillos son los niños menores de cinco años quienes se lastiman los ojos y los oídos. Sin duda alguna, los palillos deben ser guardados en recipientes que los niños no puedan abrir.

¿Hay peligro para los adultos? De toda la población, aquellas personas entre los veinticinco y cuarenta y cuatro años son las que tragan palillos con más frecuencia. El alcohol y los bocadillos o entremeses que se comen con los "cocktail" hacen una combinación peligrosa cuando los bocadillos están unidos con palillos. Las personas que usan dentaduras postizas deben tener un cuidado especial, porque carecen de la habilidad de "sentir" el palillo y otros objetos que son masticados.

Muchos dentistas no recomiendan los palillos a sus pacientes. Una alternativa es el palillo "suave" que puede comprarse en la mayoría de las farmacias. El mismo se llama estimulador interdental y puede comprarse en una variedad de gustos. A pesar de que los palillos duros y suaves llevan el mismo nombre (palillos), la diferencia es que el palillo común está hecho de una madera más dura y se puede partir, causando heridas. El estimulador dental está hecho de madera suave y tiene forma triangular (para introducirse mejor en el espacio entre los dientes) y además no se parte. Si usted usa el estimulador interdental, mójelo primero para hacerlo suave; esto evitará heridas potenciales. Ninguna de las dos clases de palillos elimina la necesidad de un buen cepillado dental.

Para limpiar los espacios interdentales los mejores odjetos son: un cepillo suave, el estimulador de goma en el mango de algunos cepillos o mejor que todo, el hilo dental.

Irrigadores orales

La ADA declara que "no hay sustituto del cepillado y el uso del hilo dental". Sin embargo, las encuestas de consumidores indican que uno de cada seis hogares tiene irrigadores orales. ¿Qué es un irrigador oral?

Los irrigadores orales usan agua de un depósito, la bombean a lo largo de una manguera y fuerzan el agua afuera por la punta de la misma. El chorro de agua ayuda en el limpiado de restos de comida que se encuentran entre los dientes. Hay muchos irrigadores orales en el mercado actual. Usted puede estar familiarizado con la marca Water Pik, que se ha convertido en nombre genérico para todos los irrigadores orales. El mismo es hecho por la Corporación Teledyne localizada en Fort Collins, Colorado. Esa ciudad fue el hogar de su inventor, el doctor Jerry Moyer, dentista e ingeniero mecánico de la Universidad Estatal de Colorado en Fort Collins. Su invención está en el mercado desde 1962.

Hay básicamente dos irrigadores orales que han sido certificados como "Aceptables" por la Junta para Materiales Dentales, Instrumentos y Equipamiento de la Asociación Americana Dental. Uno da un chorro de agua parejo y se llama Dentospray (es hecho por Neo-Life). El otro es el Water Pik original. Los grandes almacenes Sears tienen su propia versión del Water Pik, conocido como Aquajet. La única diferencia es la etiqueta en el aparato. Estos dos irrigadores arrojan un chorro de agua intermitente. La ADA afirma que el efecto del agua intermitente o parejo es equivalente.

Los beneficios de los irrigadores orales incluyen la limpieza alrededor de las *coronas;* la limpieza debajo y alrededor de los puentes; la limpieza de artefactos de ortodoncia y ayudan a limpiar las cavidades periodontales. El irrigador ayuda en la limpieza de partículas de alimentos y bacterias que el cepillado e hilo dental no pueden hacer, pero no es un sustituto de ninguno de ellos.

No todos los pacientes necesitan un irrigador oral. Pregúntele a su dentista si usted necesita uno para sus necesidades. Si es así, investigue cómo usarlo para su beneficio.

Algunas palabras de precaución. El baño puede ser un lugar peligroso para usar un irrigador oral. Si el aparato se cae al agua (lavabo, bañera, inodoro) mientras lo usa, hay peligro de un choque eléctrico. A excepción del Water Pik Modelo 200 W, todos los otros irrigadores orales certificados por la ADA están encapsulados para prevenir un choque accidental. Es aconsejable usar un soporte o repisa en la pared para minimizar o eliminar problemas potenciales.

La ADA da el siguiente consejo: El irrigador oral no debe usarse si causa dolor; además, el mismo puede forzar bacterias hacia su torrente sanguíneo. Los pacientes con murmullos de corazón, reemplazo de la cadera, etc., deben recordar este consejo. Algunos estudios también indican que las áreas de irritación crónica o cicatrices de heridas tienen afinidad con bacterias de la sangre. Serias complicaciones, incluyendo la muerte, pueden resultar de estas bacterias "extra" en el torrente sanguíneo. Pregúntele a su dentista o médico si es conveniente el uso de un irrigador oral en su caso particular.

El irrigador oral no debe usarse si usted tiene un absceso en algún diente, periodontitis seria o una predisposición a infecciones bacterianas. Un último consejo debe ser considerado: Yo sé personalmente de un paciente con cavidades periodontales profundas en los dientes superiores que perforó el fondo del seno nasal usando un irrigador oral.

Algunos periodontistas creen que el peligro real de los irrigadores dentales es que a los pacientes les gustan tanto que descuidan el cepillado y el uso del hilo dental. Como la ADA lo señala, el irrigador oral es solamente una ayuda y no un sustituto de ellos; usados correctamente, pueden ser una gran ayuda para mantener la salud oral.

HAGA PREGUNTAS

El servicio más importante que puede hacerse a sí mismo como consumidor dental es estar bien informado. Esté en guardia sobre lo que su dentista le está proponiendo para su tratamiento. Supongamos que el dentista le dijo que necesita obturarse una caries simple. ¿Cuál diente necesita repararse? ¿Cómo puede prevenir la formación de caries similares? ¿Qué clase de obturación es necesaria? ¿Cuál será el precio? Haga muchas preguntas si no está seguro de lo que ocurre. Es su diente y su boca; usted tiene derecho de saber qué le va a pasar.

Si tiene alguna duda sobre la necesidad de la restauración, la experiencia o la capacidad del dentista, o si hay algo más que le preocupa, no titubee en hablar. El dentista no puede leer sus pensamientos. Si el problema es de confianza en el dentista, no dude en cambiarlo o conseguir una segunda opinión.

Supongamos que usted decidió que el Dr. Jones le haga una restauración en su primer bicúspide inferior izquierdo. ¿Sabe usted qué diente es? Eso puede ser información muy importante para saber en el futuro. ¿Por qué? Si usted tiene un dolor de muelas durante las vacaciones, en el lado izquierdo, podrá decirle a cualquier dentista que recientemente tuvo una obturación en el primer bicúspide inferior izquierdo y que, por lo tanto, el dolor puede venir de ese diente. Usted debe poder comunicarse con un nuevo dentista que no esté familiarizado con su historia dental. Es útil también comunicarse efectivamente con su dentista regular. Depende de usted decidirse.

Aparte del aspecto técnico, usted debe tener en cuenta el aspecto humano. Una pregunta importante es: ¿Puede usted comunicarse con su dentista? ¡Busque otro dentista si la respuesta es no!

A continuación está (debería estar) la opción de planes alternativos para tratar su problema particular. El aspecto económico a veces dicta qué opción adoptar. Por ejemplo, usted puede decidirse por una amalgama en vez de una obturación con oro. La amalgama puede no ser la mejor elección, pero salvará el diente hasta que usted ahorre el dinero necesario para elegir algo mejor. Pregunte sobre las opciones y riesgos al seleccionar un tratamiento en particular.

¿Cómo sabe usted si un dentista le cobra un precio razonable por los servicios? Esa es una pregunta difícil de contestar. La información necesaria para hacer esta evaluación puede encontrarse en el capítulo referente a precios por servicios dentales.

Finalmente, cuando usted llega a casa, examine el trabajo hecho por el dentista. Es muy fácil si usó plata u oro en la restauración. ¿Usted siente que la obturación pega primero cuando muerde? Si la respuesta es sí, vuelva a su dentista y dígaselo. El mismo puede ajustar la oclusión limando algo del metal usado en la obturación.

A continuación, usted puede comprar un espejo para la boca en la sección de su farmacia que vende productos relacionados con la salud dental.

La restauración no debe presentar ninguna aspereza entre los dientes al usar el hilo dental; debe ser suave. Usted puede usar la uña a este efecto y para asegurarse de que no haya espacios entre la estructura del diente y el material usado en la obturación; un espacio puede eventualmente conducir a una caries debajo de la restauración.

Si hay problemas con la calidad del servicio prestado, primero hágaselo saber al dentista que lo atendió; si no obtiene satisfacción busque consejo de otro dentista o en la sociedad dental local.

CUIDADO DENTAL DURANTE EL EMBARAZO

El embarazo es quizás el momento en la vida de una mujer en que los dientes necesitan más cuidado. Esto significa un frecuente uso del hilo dental, cepillado y visitas al dentista. La gingivitis del embarazo es una condición que causa encías rojas, inflamadas y que sangran. Aparece a causa del sarro o la placa, una acumulación bacterial asociada con el deterioro dental y que se acumula en los dientes, irritando las encías. ¿Por qué ocurre esto con más frecuencia durante el embarazo? La ADA dice que la causa es el aumento de hormonas en el cuerpo de una mujer embarazada.

Informe al dentista si sospecha que está embarazada. La mayoría de las oficinas dentales incluyen esta pregunta en el cuestionario que se da a los nuevos pacientes.

La preocupación por los dientes de su hijo debe comenzar cuando éste está todavía en el útero. Esto significa comer alimentos adecuados siguiendo una dieta balanceada con productos de los cuatro grupos mayores de alimentos; estos grupos son: pan y cereales; frutas y vegetales; productos lácteos; y carne o pescado.

El deseo de comer entre comidas frecuentemente incluye meriendas dulces. Substitúyales por alimentos sanos como el queso, las frutas frescas o los vegetales. Son mejores para los dientes y proveen más sustancias nutritivas para las necesidades de su bebé.

Los dientes del bebé comienzan su desarrollo entre el tercero y el sexto mes de gestación. Necesitan las vitaminas A, C y D y minerales como el calcio y el fósforo.

Los tres primeros meses son los más importantes del desarrollo del feto. Por esta razón, las radiografías, la anestesia, las medicinas para el dolor y los antibióticos no se usan durante el primer trimestre. Estas drogas vienen con una nota de advertencia para que no sean usadas durante el embarazo sin la aprobación de un médico.

El antibiótico tetraciclina es especialmente peligroso para las mujeres embarazadas porque retarda el desarrollo de los huesos del bebé; también causa decoloración en la corona dental (la parte visible del diente). Si le dan una receta, no exceda la dosis prescrita. Esto incluye el uso de aspirina.

La ADA recomienda visitar al dentista entre el cuarto y el sexto mes de embarazo. ¿Por qué? Como se mencionó antes, los tres primeros meses son importantes para el desarrollo de su hijo. Durante los tres últimos meses, la tensión asociada con las visitas al dentista puede aumentar la incidencia de complicaciones prenatales. Además, sentarse por mucho tiempo en el sillón dental puede ser especialmente incómodo durante los tres últimos meses.

Cuando visite al dentista recuerde que usted puede ser más propensa a tener náuseas que antes. No se alarme; es perfectamente normal y los dentistas están conscientes de la situación.

Si tiene alguna duda sobre su cuidado dental, consulte a su médico o haga que su dentista consulte con su médico.

El uso de ciertas drogas, la tensión o los abortos espontáneos anteriores pueden influir en el modo y en la época del embarazo que su dentista elija para atender sus necesidades dentales.

2

ODONTOLOGIA GENERAL: EL EJE PRINCIPAL DEL CUIDADO DENTAL

Es importante que el consumidor comprenda la trayectoria y el entrenamiento básico del dentista general (generalista). El promedio de materias necesarias para el aspirante a la Escuela de Odontología es de 3 a 4 años de estudios universitarios superiores. El programa previo a la Escuela de Odontología incluye humanidades, ciencias y matemáticas.

El entrenamiento en la Escuela de Odontología dura cuatro años. Durante esos cuatro años, el primero está basado en los aspectos académicos de la odontología. El segundo año es una continuación del primero, más numerosos cursos de laboratorio que preparan al estudiante para realizar tratamientos al paciente al año siguiente. Durante el tercer año los tratamientos que realiza el estudiante son supervisados por la Escuela de Odontología. El cuarto y último año está consagrado a completar los requerimientos para el tratamiento clínico del paciente en cada una de las áreas específicas de la ADA. Finalmente, luego de aprobar el examen del Consejo Nacional, cada dentista debe cumplir con el examen del Consejo Estatal en el estado en el que desee obtener su licencia, con el objeto de ejercer la profesión.

En resumen, los dentistas generales poseen en su trayectoria estudios universitarios y luego completan cuatro años en la Escuela de Odontología. Cubren ampliamente todas las áreas de la odontología y pueden realizar legalmente cualquier tipo de tratamiento permitido a los dentistas. Sin embargo, el dentista general tiene la obligación ética y legal de recomendar al paciente a un especialista dental en caso de que se le plantee cualquier tipo de interrogante acerca del diagnóstico o tratamiento.

FUNCION DEL HIGIENISTA DENTAL

Los dentistas en el pasado generalmente trabajaban solos o con un secretario. Actualmente, la mayoría de los dentistas trabajan en equipo con un auxiliar dental certificado (CDA) y un higienista dental. Para que un auxiliar dental sea certificado, debe completar un año de entrenamiento aprobado por la ADA.

El higienista dental debe completar y aprobar un programa de entrenamiento de dos años de la ADA y pasar el examen del Consejo Estatal del estado en que desee obtener su licencia, con motivo de poner en práctica su trabajo. El programa de estudios incluye el entrenamiento en ciencias básicas (Ejemplo: anatomía, fisiología, microbiología) y experiencia clínica (tratamiento de pacientes bajo la supervisión de miembros de la Escuela de Higiene). Para completar el programa los higienistas deben demostrar satisfactoriamente habilidad en todas las áreas de su instrucción. Además, deben aprobar el examen del Consejo de la ADA. Una vez cumplidos estos requisitos, pueden ser reconocidos como higienistas dentales registrados (RDH). Varios programas de higiene exigen a sus solicitantes completar dos años de cursos de prehigiene a nivel universitario antes de ingresar.

Cerca de la mitad de los consultorios de odontología en este país contratan higienistas dentales. El higienista trabaja en estrecho contacto con el dentista y el resto de su equipo para proveer un servicio completo y económico a los pacientes. Varios sistemas de escuelas públicas por todo el país emplean higienistas para que enseñen durante jornadas completas en sus cursos y para contar con sus servicios en la escuela de enfermería.

Para usted, como consumidor del servicio dental, los higienistas hacen mucho más que una simple limpieza de dientes. El higienista de hoy ofrece una cantidad de servicios para el dentista y para el paciente. Sus funciones incluyen la limpieza de dientes, instruir al paciente acerca de los cuidados en el hogar (cepillado y empleo del hilo dental), asesoramiento nutricional y (en algunos estados) administración de anestesia oral. Uno de los beneficios más importantes que ofrece el higienista es mantener bajo el costo de los servicios dentales. Esto es especialmente cierto hoy. El dentista posee una educación de alto costo, alquiler, equipamiento, materiales y personal. Debido a que el tiempo del higienista no es tan caro como el del dentista, cuando la limpieza y el examen son realizados por este personal debidamente entrenado, usted ahorra dinero.

La Asociación Americana de Higiene Dental (ADHA) informa que solamente cerca del 2 por ciento de los higienistas de este país son hombres. La mayoría de los higienistas hombres licenciados en la actualidad entraron en la profesión en el Servicio Militar.

Hoy día contamos con un equipo dental más que con un dentista solitario. Esto provee una atención más eficiente en el cuidado dental. La función del auxiliar y higienista está en expansión debido en parte a los avances de su entrenamiento.

De este modo, el término "servicio en expansión" forma parte del vocabulario del dentista profesional. Esto quiere decir que los auxiliares e higienistas asumen responsabilidades que fueron exclusivas del dentista en otra época. Los dentistas ejercen una responsabilidad indirecta sobre el personal a su cargo, independientemente del entrenamiento y experiencia que posean.

Aunque existe superposición en algunas especialidades, el pan y manteca de la práctica del dentista general es la llamada *odontología quirúrgica* (ver más abajo). La práctica general también enfatiza los aspectos preventivos de la odontología a nivel popular. Los higienistas están directamente involucrados en este aspecto de la práctica odontológica. Esto incluye exámenes orales periódicos, radiografías y *profilaxis* dental (limpieza de dientes).

RADIOGRAFIAS DENTALES

Las radiografías constituyen una parte muy importante de su examen oral. Se emplean para revelar una serie de problemas imposibles de descubrir de otra manera. Estos incluyen el daño en los maxilares causados por la *periodontitis,* signos tempranos de problemas de *ortodoncia* en los niños y dientes *impactados.*

Otros motivos incluyen el trauma dental causado por un golpe o caída de dientes, obviamente caries o un gran número de empastaduras (obturaciones); la posible presencia del *cáncer oral* y cualquier inflamación extraño o derrame en las encías. Sin embargo, el motivo principal de la aplicación de las radiografías es para permitir el diagnóstico temprano de las caries que se encuentran entre los dientes. Es más efectivo detectar un problema en sus comienzos que tratarlo una vez que ha producido dolor, así ahorrando al paciente tiempo, dinero y esfuerzo.

El dentista es la persona mejor capacitada para juzgar cuándo deben tomarse radiografías. Pueden ser necesarias antes, durante o luego del tratamiento dental. La ADA le recomienda al paciente que consulte con su dentista acerca de la necesidad de las radiografías. Los pacientes que han sido tratados por más de un dentista deben apuntar en qué fecha y en qué parte de la dentadura han sido tomadas las radiografías.

Es necesario, además, solicitar el envío de copias de las radiografías al nuevo dentista en caso de que usted cambie de dentista o si es tratado por dos dentistas (general y especialista) al mismo tiempo. Esto ayudará en el diagnóstico de problemas comunes y le evitará además la exposición innecesaria a otra radiografía.

No cabe duda que las radiografías son útiles, pero la pregunta restante es: ¿qué porcentaje de seguridad poseen? De acuerdo a un artículo recientemente publicado en el periódico de la *Asociación Odontológica de California,* los factores de riesgo de una serie completa de radiografías de la boca (generalmente 16 placas) son casi los mismos que fumar de 42 a 121 cigarrillos durante toda una vida. Una sola radiografía puede ocasionar el mismo riesgo que fumar un solo cigarrillo. De este modo las ventajas compensan los riesgos que no son mucho más peligrosos que los de la vida cotidiana.

A la mujer embarazada generalmente no se le toman radiografías a menos que sea absolutamente necesario. Recuerde que las radiografías dentales son más seguras ahora que antes. Los equipos radiográficos son cuidadosamente regulados de modo de cumplir con los requisitos del Servicio de Salud Pública de los Estados Unidos. La ADA previene que las radiografías dentales "no deben ser tomadas antes que el dentista haya examinado al paciente y determinado si son necesarias".

Para su protección, los consultorios dentales modernos adoptan medidas de seguridad que ayudan a minimizar los riesgos potenciales de los rayos x. Estas incluyen películas de alta velocidad que reducen el tiempo de exposición a la mitad, filtros que eliminan la exposición innecesaria a las radiografías, equipos que limitan el haz de rayos a un área pequeña, cono de rayos protegidos que limita la dispersión de las radiaciones y contadores precisos que aseguran el tiempo de exposición.

Asimismo, la ADA recomienda el uso de delantales de plomo durante el estudio radiográfico para eliminar cualquier exposición innecesaria. El delantal de plomo protege los órganos reproductivos.

Algo más sobre los delantales de plomo: el que su dentista utiliza sobre usted debe poseer un *collar protector del tiroides* y así protegerle de radiaciones innecesarias. Los estudios sobre este tema han encontrado dos motivos fundamentales para esta protección extra. Primero: el tiroides es muy sensible a la absorción de radiaciones. Segundo, el mismo está en línea directa con el haz de rayos que su dentista emplea para realizar una radiografía de toda la boca.

Es probable que en un futuro cercano se eliminen todavía más efectos adversos de las radiografías. Investigadores en odontología de la Universidad de California en Los Angeles han estado trabajando en una nueva técnica llamada xerorradiografía dental; es una técnica que ha sido empleada de rutina en la radiografía de mama. La xerorradiografía brinda excelentes contrastes entre blanco y negro y así se obtienen mejores placas de diagnóstico con menores dosis de radiación de las que emplean la mayoría de los equipos radiográficos de hoy. Esta técnica, que sigue siendo perfeccionada, ofrece un nuevo enfoque de la radiología dental del futuro.

Ahora, analicemos el uso, tipo y limitaciones de las radiografías que el dentista emplea durante su examen oral.

El dentista tomará una *radiografía periapical* para poder ver el diente en su totalidad, desde la corona hasta la punta de la raíz. La radiografía periapical brinda información sobre la presencia de caries, el espesor de las empastaduras u obturaciones, la presencia o ausencia de bases de aislamiento debajo de las empastaduras, la posible presencia de pérdida de hueso en la punta de la raíz que puede ser indicio de un conducto radicular infectado y cualquier resorción interna o externa de la raíz del diente. Muchos dentistas opinan que un estudio de la *boca completa* es necesario cada dos o tres años.

Generalmente, 14 placas periapicales y 2 del mordisco lateral (de cada lado de la boca) comprenden el estudio de la boca completa.

Las radiografías de aleta de mordida muestran sólo la corona de los dientes. Dan la mejor vista de las caries entre los dientes, la cámara pulpar y la cercanía de la empastadura y/o la base de aislamiento a la pulpa.

Las radiografías periapicales dan una vista de la raíz del diente (los tejidos en la punta de la raíz) y generalmente la pérdida de hueso en las primeras etapas de las enfermedades de las encías. Dos radiografías de aleta de mordida se toman por lo general antes que sea necesaria una de toda la boca. Esto significa una menor exposición a las radiografías y el diagnóstico de las caries cuando éstas son pequeñas.

Para asegurar un diagnóstico exacto, la mayoría de los dentistas recomiendan una *radiografía panorámica* al menos cada cinco años. Consiste en una gran placa que indica al dentista todas las estructuras de la parte baja de la cara. La placa es expuesta mediante una unidad especial de rayos x en la que el tubo gira automáticamente alrededor de la cara del paciente. Las radiografías panorámicas permiten que el dentista vea los senos, huesos de las mejillas, fracturas de mandíbula, posibles tumores en la región inferrior de la cara, dientes supernumerarios, dientes impactados ocultos (aquellos que no hicieron erupción y están localizados lejos de su ubicación correcta) y, algunas veces, los dientes que necesitan tratamiento del conducto de la raíz.

Otros tipos especiales de radiografías son tomadas por su ortodoncista. Esto será tratado más adelante en el capítulo sobre la ortodoncia.

Como consumidor dental consciente, usted debe saber las limitaciones de las radiografías. Este es un punto muy importante ya que la interpretación de las mismas siempre lleva a juicios subjetivos. Algunos estudios han demostrado que cuando algunos dentistas examinan la misma radiografía con motivo de determinar si existe alguna caries y se necesita tratamiento, con mucha suerte coinciden el 75 por ciento de las veces.

Un segundo estudio ha sido realizado en pacientes tratados con endodoncia. Los pacientes fueron tratados durante dos años para evaluar si la pérdida de hueso en la punta de la raíz se había resuelto. ¡Hubo un 40 por ciento de desacuerdo entre las autoridades que eran especialistas dentales!

Esto no significa que todos los dentistas sean incompetentes; simplemente demuestra que el criterio para curar ya sea una caries o una infección ósea es difícil de definir. La dificultad se origina en que estos temas están sujetos al criterio personal.

La pregunta importante es: ¿Qué demuestra exactamente una radiografía? Una radiografía es una imagen de un objeto tridimensional. La placa solamente puede demostrar diferencias en el grado de calcificación de un diente o un hueso. Muchos estudios nos indican que debe existir al menos un 40 por ciento de pérdida mineral de un tejido mineralizado como el hueso o el diente para que el dentista pueda ver la patología.

Sí, esto significa que, con un diagnóstico basado únicamente en una radiografía, el dentista puede pasar por alto muchas patologías importantes. El dentista simplemente no verá la patología a menos que exista suficiente desmineralización del hueso para que aparezca en la radiografía. Se necesitan varias radiografías durante un período de tiempo para determinar que una patología es progresiva. Pero la falta de datos en las radiografías no es motivo para permanecer toda la vida con dolor de muelas. Algunas veces la intervención debe realizarse en base a los síntomas.

ODONTOLOGIA OPERATORIA

La odontología operatoria se nos representa como una sala de cirugía con doctores con guantes, máscaras y túnica, trabajando sobre un paciente inconsciente. Un término más preciso y menos atemorizante es odontología restauradora o reparadora. La odontología operatoria está relacionada con la reparación y la restauración de los dientes.

El diente, como figura en el capítulo 1, está compuesto por varios "tejidos" dentales: el esmalte, la dentina, el cemento o la sustancia ósea dental y la pulpa. Uno o más de estos tejidos pueden infectarse. Cuando esto ocurre es necesaria una "operación" de los tejidos afectados para devolverles a los dientes sus funciones normales. De ahí, el término de "odontología operatoria".

La odontología operatoria, el objetivo del tratamiento del dentista general, comprende varios procedimientos cuya elección particular depende del tamaño y costo de la reparación. Las diferentes restauraciones que realiza el dentista general incluyen: *amalgamas, inserciones de oro, implantes de oro, matrices de oro, empastaduras coloreadas* (por razones de estética), *coronas de oro* y *coronas de porcelana y metal* (PFM). Todas estas restauraciones menos las dos últimas serán tratadas en este capítulo. Las coronas de oro y las PFM son tratadas en el capítulo sobre la prostodoncia. Este capítulo también discute el suministro de medicamentos en la pulpa expuesta y la anestesia.

Como regla general se puede decir que cuanto más grande es la restauración, más probable es que necesite oro. Las restauraciones coloreadas generalmente se realizan en los dientes anteriores. Los abscesos de los dientes necesitan tratamiento del conducto de la raíz antes de ser restaurados. Por lo común, se recomienda colocar una corona en los dientes posteriores que han sido sometidos a tratamiento del conducto de la raíz. Los dientes rotos necesitan muchas veces ser reforzados con una base pequeña de metal que lo una al canal antes de colocar la corona. Es importante recordar que ninguna restauración (oro o plata) es "permanente".

Examinemos ahora cómo se desenvuelve el dentista para que el diente recupere sus funciones normales; además, veamos qué opciones tiene usted.

Rellenos (obturaciones) de plata . . . y mercurio

Uno de los materiales más comúnmente usados en la restauración de los dientes que tienen sus estructuras destruidas por las caries es la amalgama (rellenos de plata). Las amalgamas (aleaciones de plata y mercurio, cobre, estaño y a veces cinc) son económicas y duraderas. A esta fuerte bolita que se forma se le agrega mercurio y cuando está mezclada, la masa formada es flexible durante un corto período de tiempo. Este material, de a poco, se va colocando en la estructura del diente del que el dentista extrajo la caries. La masa de amalgama se coloca para mantener el contorno anatómico de los dientes. El exceso es tallado hasta que el diente recupera su contorno original. Las amalgamas son menos costosas y más duraderas que el oro, fáciles de colocar y reemplazar.

Las amalgamas pueden encontrarse en la boca de la mayoría de la población de los Estados Unidos. La ADA informa que el 75 por ciento de las restauraciones dentales son amalgamas. Las preguntas acerca de la seguridad de las amalgamas han sido estudiadas durante casi un siglo. Aunque el mercurio posee propiedades tóxicas, no hay estudios válidos que demuestren que la cantidad contenida en una amalgama dental ponga en peligro la salud de las personas.

Sólo un pequeño número de personas son sensibles o alérgicas al mercurio. La alergia al mercurio puede ser diagnosticada por un alergista u otro especialista. Generalmente, se manifiesta como una simple erupción cutánea. Este pequeño número de personas (menos del 1 por ciento de la población) debe evitar las restauraciones con amalgamas. Su dentista puede aconsejarle en caso que usted sea sensible a las mismas. Las amalgamas se mantienen en su sitio por retención mecánica. En otras palabras, no se "clavan" en la estructura dental. Usted necesita una estructura dental adecuada para que se sostenga en su lugar. Para obtener una estructura dental de soporte, se utilizan zurcos, muñones o una combinación de ambos para retener la amalgama en la cavidad del diente. Si no queda estructura dental suficiente, su única opción pueden ser coronas de oro con soporte interno (bases de metal pequeñas). Ver la sección de prótesis para mayor información. Si usted se decide por una amalgama, pregúntele a su dentista acerca de la diferencia de costo y durabilidad entre el oro y la plata para la restauración del mismo diente.

Estudios anteriores han demostrado que el promedio de duración de una restauración de plata es de años, antes de que necesite ser reemplazada. Hoy día las amalgamas modernas deberán durar aún más. La odontología continúa haciendo investigaciones para tratar de mejorarlas. Estas investigaciones incluyen protegerlo a usted contra los materiales peligrosos y mejorar los materiales de restauración.

Rellenos (obturaciones) de oro (matrices, inserciones e implantes)

¿Le ha dicho su dentista que necesita una obturación de oro? Usted debe pensar inmediatamente en algún amigo o pariente que tenía una corona de oro (funda) que cubría por completo la superficie externa de la corona del diente. Y eso es lo que usted creía que le iba a suceder. ¡Se equivoca! Una obturación de oro (matriz, inserción o implante) restaura la cavidad del diente del que ha sido removida la caries. Sin embargo, no cubre el diente entero, como la corona. En lo que respecta a las obturaciones de oro, usted tiene tres opciones: matriz, inserción o implante de oro.

¿Cuál es la diferencia y cuándo elegir uno en lugar de otro? ¿Existe algún peligro en poseer uno o más de este tipo de restauraciones? El conocimiento de las respuestas a estos interrogantes lo transforma a usted en un consumidor bien informado.

Las matrices de oro se colocan por lo general en los dientes anteriores o entre los dientes a lo largo de la encía. El oro de las matrices viene en pequeñas pelotitas que se van agregando en el agujero del diente hasta rellenarlo completamente. Estudios recientes indican que la colocación de un relleno de oro da como resultado un diente que es nueve veces más sensible que un diente relleno con amalgama. Se han producido daños graves en la pulpa colocando la matriz. Aparentemente la diminuta maza empleada para colocar la matriz produce vibraciones lo suficientemente severas que dañan los pequeños vasos de la pulpa. Algunas veces el daño es tan grave que mata la delicada pulpa dental. La queja más comúnmente escuchada de los pacientes que reciben matrices de oro es que son poco atractivas. También se lamentan: "Cuando me toman una fotografía parece que tengo agujeros en los dientes". El problema es que el oro no posee el color natural de los dientes. Los nuevos rellenos coloreados como los dientes causan menos irritación a la pulpa y son más estéticos, manteniendo un aspecto muy parecido al de los dientes naturales. Más abajo encontrará información acerca de estos rellenos coloreados.

De este modo si la matriz pertenece al pasado, ¿qué sucede con las inserciones e implantes de oro? Primero, examinemos el porqué de una inserción en un diente. El motivo por el que un diente se restaura con una inserción es que el diente está generalmente demasiado dañado por las caries, y es difícil que la amalgama se pueda mantener en el diente. A diferencia de la amalgama, que se mantiene en el diente por retención mecánica, la inserción de oro es cementada. Aunque las composiciones más modernas de la amalgama dental están muy cerca de la resistencia que provee el oro, éste generalmente es considerado como la mejor elección aunque su precio es un poco alto.

Las inserciones se colocan entre las paredes de los dientes y se cementan. Preste atención a las palabras "colocan" y "cementan". *¡Ninguna inserción debe moverse o apretarse en su lugar!* Esto partirá el diente porque hace que la inserción actúe como cuña. Usted puede partir un tronco usando la ventaja mecánica de una cuña, así que piense en el frágil diente. Por este motivo es crucial poseer una inserción colocada solamente por un dentista altamente cuidadoso y competente. Una inserción debidamente colocada previa a la cementación debe adaptarse sin necesidad que el dentista deba emplear fuerza para colocarla en el diente. En otras palabras, no debe colocarse empleando fuerza. Además, el margen (punto de encuentro entre el diente y el metal) debe ser suave; no debe haber puntos de enganche cuando usted o el dentista pase cualquier instrumento fino por este punto de unión. También el sitio de contacto entre la inserción y el diente adyacente debe ser lo suficientemente amplio para permitir el paso del hilo dental entre los dientes, pero no tan amplio como para permitir que se aloje comida entre los dientes adyacentes. Por último, la inserción dental no debe interrumpir la oclusión (mordida). Esto quiere decir que cuando usted muerde no debe tocar con su dentadura primero la inserción y luego el resto del diente. La mordida debe realizarse al mismo nivel con todos los dientes.

Una oclusión perturbada o prematura puede dañar la pulpa o el soporte óseo del diente. El daño del soporte óseo y los ligamentos periodontales produce por lo general sensibilidad o dolor al morder. Aunque las inserciones y los implantes son similares existe una diferencia importante: un implante une y protege las cúspides de las muelas (las elevaciones de las muelas), pero una inserción puede potencialmente partir el diente. El implante de oro es el mejor de los tres métodos de restauración, en mi opinión.

Todo lo relacionado con la inserción (buen margen, buenos puntos de contacto con los dientes adyacentes y buena retención) corresponde también al implante o a cualquier tipo de restauración. Hay que tener en mente otros dos puntos acerca de los implantes.

Primero: la preparación de la cavidad difiere de la de la inserción, ya que con el implante las cúspides se cortan en la muela natural de manera que pueden ser reemplazadas (cubiertas) por oro. El oro se coloca sobre las cúspides. Un implante como también una inserción correctamente colocados no deben hacerse machacando. Esto puede causar rotura de dientes, lo que implica pocas expectativas de duración.

Segundo: hable con su dentista del costo, durabilidad y retención del implante propuesto. Algunas veces una corona de oro (corona de tres cuartos, corona revestida, corona de porcelana, etc.) puede ahorrarle tiempo, dinero y posiblemente el diente mismo a largo plazo por un precio algo mayor. Estos diferentes tipos de coronas serán tratados y descritos en el capítulo sobre la prostodoncia.

Empastaduras coloreadas

Más atractivas que las matrices de oro son las empastaduras coloreadas como los dientes; como su nombre lo indica, se asemejan más al color natural del diente. Décadas atrás las primeras empastaduras coloreadas como los dientes se llamaban silicatos. Hoy día tenemos materiales más modernos y mejores. Existen cerca de 60 materiales de relleno estético (coloreados como los dientes) reconocidos por la ADA.

Hoy día los materiales de relleno coloreados como los dientes son colocados "grabando" el esmalte con cinceles microscópicos que mantienen el material de relleno en su lugar. Este concepto ha revolucionado el campo de la odontología estética. Ahora podemos literalmente clavar este material en cualquier parte. De hecho, puede colorearse la superficie de un diente decolorado para mejorar su apariencia. Los dientes malformados o de mala apariencia pueden recuperar un aspecto más natural. Este material, inclusive, puede devolverle al diente el 85 por ciento de su dureza natural ya que literalmente se clava en el diente.

Pero existe un riesgo potencial si se abusa. El ácido empleado para el grabado antes del rellenado es generalmente una solución que contiene un 50 por ciento de ácido fosfórico. Luego que el esmalte sea grabado con el ácido, éste se enjuaga y se seca antes de colocar el material de relleno. Muchos expertos en pulpa dental y sus reacciones a los materiales sostienen la idea de que el ácido debe mantenerse lejos de la dentina porque puede causar daño severo a la pulpa.

Hasta hace muy poco tiempo, la ADA permitía solamente un material de restauración coloreado para los molares y era solamente para ser empleado en niños. Ahora tres materiales de resina coloreados han sido provisionalmente aceptados por la CDMIE para ser empleados en adultos.

Enfundado (cobertura) de la pulpa (directo o indirecto)

La *caries* por lo general ataca los dientes en algún lugar del esmalte de la corona. La caries progresa en profundidad a medida que pasa el tiempo. Ni bien alcanza la dentina, causa irritación de la pulpa dental. Recuerde que la dentina es el camino hacia la pulpa. Usted, como paciente, siente que algo no anda bien en su dentadura en este punto ya que notará sensibilidad al frío, calor, dulces o tan sólo con respirar. La sensibilidad puede ser espontánea (sin causa aparente), transitoria o prolongada.

El origen de su dolor es la pulpa dental. Si la pulpa está inflamada a tal punto que no habrá recuperación o el tejido de la pulpa está muerto, la pulpa probablemente deberá ser removida mediante un tratamiento del conducto de la raíz o un tratamiento de endodoncia. Pero si la inflamación no ha progresado demasiado, el dentista podrá preservar la pulpa mediante el enfundado de la misma. Esencialmente, este procedimiento incluye la remoción de la caries y la colocación de una base de protección sobre el área expuesta.

Existen dos tipos de enfundados de pulpa: directo e indirecto. En el indirecto, la caries es removida hasta la dentina reblandecida. Esta es la extensión de preparación de la cavidad. Sobre esta dentina restante reblandecida, se coloca una base hecha de varios compuestos y cemento. La base no sólo protege la pulpa de la incomodidad que producen los cambios de temperatura, sino que también protege a los dientes de la irritación de los materiales de restauración. La teoría es que la dentina reblandecida no se infectará y se remineralizará (endurecerá) bajo la base.

En el caso del enfundado directo, el dentista quita toda la caries y la dentina blanda, quedando expuesta la pulpa. Otro tipo de base se coloca sobre el sitio de exposición de la pulpa. Empleando esta técnica, el dentista no deja dentina reblandecida debajo de su restauración final. Se supone que la base creará un puente mineralizado sobre el sitio de exposición y de este modo sanará el área. El porcentaje de éxito del enfundado directo de la pulpa parece ser mayor que el del enfundado indirecto. El enfundado directo tiene de un 85 a un 90 por ciento de éxito, dependiendo del estudio realizado, mientras que el enfundado indirecto da resultado el 70 por ciento de las veces. Si cualquiera de los procedimientos falla, es necesario realizar un tratamiento del conducto de la raíz.

La pregunta es: si se trata de un diente crítico por cualquier motivo, ¿debe la suerte de este diente descansar en un enfundado de pulpa que tiene un futuro más incierto que un tratamiento de conducto? Muchos dentistas en el día de hoy prefieren seguir adelante con el tratamiento de conducto y jugar a las cartas seguras. Si el enfundado de pulpa no es exitoso, usted se enterará por las radiografías o por el dolor, que puede incluir un absceso en plena florescencia. Cualquier diente con un enfundado de pulpa puede ser examinado regularmente por su dentista, incluyendo radiografías periódicas, y así mantenerse saludable.

AGENTES ANESTESICOS

Un anestésico local es una sustancia química que el dentista inyecta en sus tejidos bucales para realizar un tratamiento dental indoloro. ¿Qué se utiliza? Los anestésicos más comúnmente empleados en el día de hoy son Xylocaína (lidocaína) o Carbocaine (mepivacaína). El primer nombre es el nombre comercial y el segundo el nombre genérico.

La Xylocaína viene en solución al 2 por ciento con epinefrina al 1:100,000 o 1:50,000. ¿Por qué la epinefrina? Porque es un vasoconstrictor. Los vasoconstrictores son componentes importantes de la mayoría de los anestésicos. Cumplen dos funciones. Primero, interrumpen parcialmente la circulación sanguínea de la zona. Esto ayuda en la cirugía ya que hay menos hemorragia en el área. La otra función es mantener la región anestesiada durante más tiempo ya que la sangre en circulación no remueve el anestésico de su sitio. Esto reduce la posibilidad de haber reacciones tóxicas porque el anestésico es removido muy lentamente del área. De este modo se necesita menos anestesia para mantener el área insensibilizada. El porcentaje de seguridad de la Xylocaína es muy alto aunque han sido informadas algunas reacciones alérgicas. Comienza a actuar en cualquier sitio instantáneamente o algunos minutos después de la inyección. El período de anestesia es de alrededor de dos horas y media en la mayoría de los pacientes.

La Carbocaine es el segundo anestésico más comúnmente empleado. Viene en una concentración del 3 por ciento sin epinefrina. Debido a la falta de epinefrina, muchos cardiólogos recomiendan este anestésico para pacientes con problemas cardíacos o diabéticos. Su acción se mantiene en el sitio de operación durante casi cuarenta minutos sin el riesgo de agregar epinefrina a la solución. Funciona de manera tan rápida y efectiva como la Xylocaína. Si usted está embarazada, consulte con su médico antes que le sea administrado cualquier anestésico. Muchos médicos prefieren esperar a que la mujer embarazada pase el primer trimestre (tres meses) antes que se le suministre cualquier inyección dental. En caso de tener cualquier duda consulte a su médico. Pero la dosis máxima segura de la Carbocaine es alrededor de la mitad de la Xylocaína.

Ninguna droga o anestésico está libre de producir reacciones adversas o alergias. La comunidad médica denomina esto “riesgo contra beneficios”.

El uso de los anestésicos en la mayoría de los pacientes tiene riesgos, pero éstos están muy lejos de los beneficios que proporcionan.

Existen cuatro principios generales que conciernen a los anestésicos dentales suministrados antes de un tratamiento:

1. Todos los anestésicos deberán ser empleados en las dosis menores que proveerán anestesia adecuada.
2. Ningún anestésico carece de riesgos en pacientes que tienen alergia a la anestesia o están gravemente enfermos. Se ha informado acerca de reacciones alérgicas a los anestésicos en pacientes que han recibido previamente el mismo anestésico sin reacciones adversas. Sin embargo, esto ocurre en pocas ocasiones.
3. Ningún anestésico deberá ser administrado por cualquier profesional que no posea un equipo apropiado de emergencia y drogas disponibles en caso de que usted sufra de una reacción al anestésico. No existen garantías que usted no sufrirá una reacción a las drogas. Una intervención rápida salvará su vida. Asegúrese que su dentista cuente con el equipo de emergencia apropiado.
4. Ningún anestésico está autorizado por sus fabricantes para ser suministrado a pacientes embarazadas durante los tres primeros meses de embarazo. Algunos no están autorizados para ser administrados en cualquier período del embarazo, y otros no son recomendados para niños que no han alcanzado la pubertad. Cuando exista alguna duda, consúltelo con su dentista y su médico.

Nuevos anestésicos

La Xylocaína y la Carbocaine no son los únicos anestésicos empleados por los dentistas. Sin embargo, son los más importantes. Existen nuevos anestésicos disponibles que poseen más ventajas sobre la Xylocaína y la Carbocaine, y la lista crece y crece cada año. Por favor comprenda que los anestésicos que se discuten en esta sección no son todos los nuevos anestésicos.

Ahora, examinemos más de cerca los nuevos anestésicos que usted puede encontrar:

1. Como hemos descrito previamente, la *Carbocaine* (o *mepivacaína*) puede ser suministrada en solución al 3 por ciento sin epinefrina (el *vasoconstrictor* más comúnmente empleado). Este ahora también viene en solución al 2 por ciento con un vasoconstrictor llamado *Neo-Cobefrin.* Los vasoconstrictores mantienen la solución anestésica en el área durante un período mayor debido a que limitan el flujo sanguíneo en la zona de la inyección. Otra ventaja es que reducen la hemorragia durante las maniobras quirúrgicas.

La Neo-Cobefrin incrementa la duración de la anestesia por más de una o dos horas y media en el maxilar superior y durante dos horas y media a cinco horas y media en el maxilar inferior. En contraste, la duración es de 20 minutos en el maxilar superior y 40 minutos en el maxilar inferior cuando no se agrega la Neo-Cobefrin. El comienzo de la anestesia varía en ambos casos de 30 segundos a cuatro minutos.

La Carbocaine que contiene Neo-Cobefrin tiene las mismas propiedades que los anestésicos con epinefrina. Deben tomarse precauciones al inyectar pacientes con Carbocaine que contiene Neo-Cobefrin si el paciente posee antecedentes de alta presión sanguínea o enfermedades cardíacas o diabetes.

2. *Marcaine (bupivacaína)* se emplea en solución al 0,5 por ciento. Por lo general contiene 1:200,000 partes de epinefrina. Está químicamente relacionada a la Xylocaína, rápida en el comienzo de la anestesia y larga duración en su efecto.

   La Marcaine tarda de 2 a 10 minutos en producir la anestesia. Esta dura dos o tres veces más que la Xylocaína. ¡Se ha informado que la duración de su efecto llega a más de 7 u 8 horas!

   La acción anestésica parece persistir luego que el entumecimiento ha finalizado. Esto quiere decir que son necesarios analgésicos luego de la operación.

   La Marcaine viene con o sin metilparabén, que es lo que actúa manteniendo la anestesia. Han sido informadas algunas reacciones alérgicas.

   Finalmente, los fabricantes informan que no ha sido investigado lo suficiente el empleo de Marcaine en niños menores de doce años de edad. Un problema obvio es su prolongado efecto anestésico. Los niños pueden causarse severas laceraciones en los labios o la lengua por masticar sus tejidos bajo los efectos de la anestesia ya que no son lo suficientemente responsables como para no lastimarse cuando tienen disminuida la sensibilidad.
3. Citanest *(prilocaína)* es una solución al 4 por ciento empleada en muchos consultorios para pacientes que no toleran la epinefrina. El comienzo de su efecto tarda de uno a dos minutos, y la anestesia dura una hora o un poco más en algunos casos.

   Los fabricantes no recomiendan su uso en las áreas infectadas, en niños menores de 10 años, en pacientes con daño hepático o gravemente enfermos ya que metaboliza en el hígado; esté contraindicado en casos de daño hepático.

Todos los anestésicos que hemos tratado son confiables cuando se emplean con precaución. Todos los medicamentos poseen riesgos junto con sus beneficios potenciales. El uso apropiado requiere el total conocimiento de los antecedentes de salud, como usted puede interpretar luego de la discusión anterior. Cuando existen dudas, consulte con su médico o su dentista.

NUEVOS AVANCES EN LAS INYECCIONES DENTALES

Las inyecciones dentales son las primeras en la lista de los temores que tenemos cuando vamos al dentista. Estos miedos poseen dos aspectos mayores, que son los siguientes: ¿me mantendrá libre de dolor durante las maniobras? y ¿me dolerá cuando me la suministren?

Examinemos ambos componentes. Primero, como puntualizamos en la sección previa sobre los anestésicos dentales, investigaciones recientes han indicado que 1 paciente de cada 7 experimenta algún malestar durante el tratamiento dental. Si el anestésico no fue administrado apropiadamente puede obtenerse poco efecto. Algunas técnicas especiales para lograr una anestesia apropiada serán tratadas más adelante. Estas técnicas especiales solamente alivian el dolor de la operación. ¿Qué sucede con el dolor de la inyección? ¿Puede ser eliminado?

Existen cuatro métodos principales para controlar el dolor de la inyección. Primero, existen técnicas de relajación. Estas serán discutidas en la sección sobre el miedo al dentista en el capítulo 10.

Segundo, puede emplearse un anestésico tópico. Estos varían desde jaleas a pomadas que se aplican sobre el área que será inyectada. Algunos anestésicos tópicos vienen en forma de spray y son rociados sobre la zona. Otros se aplican en forma de hisopado. Estos anestésicos tópicos proveen alguna anestesia sobre la superficie del tejido que será inyectada. Los anestésicos tópicos generalmente contienen distintas concentraciones de Xylocaína o benzocaína.

En tercer lugar, el dentista puede emplear alguna técnica de distracción. Algunos pellizcan la mejilla del paciente como para distraerlo de la sensación de la inyección. Otra técnica de distracción empleada por los dentistas es la llamada anestesia por presión (es la anestesia que se produce presionando con firmeza en el punto de la boca donde la anestesia será suministrada). El dentista realiza esto presionando el sitio que será inyectado antes de y durante la inyección. Para producir la presión puede emplearse ya sea el dedo o algún instrumento. Los pacientes pueden distraerse ellos mismos pensando en otras cosas.

En cuarto lugar, se produce menos dolor si el anestésico se lleva a una temperatura cercana a la del cuerpo. Las soluciones pueden entibiarse mediante entibiadores de anestésicos con los que puede contar su dentista. Un método sencillo es dejar correr agua tibia sobre el envase del anestésico antes de inyectar su contenido. Las soluciones anestésicas frías producen más malestar que las tibias.

También se produce malestar si el anestésico no es inyectado lentamente. Los tejidos se distienden causando dolor porque la anestesia los separa muy rápidamente. Las inyecciones lentas permiten que más solución sea absorbida por los tejidos y de este modo haya menos dolor.

Ahora discutiremos brevemente algunas técnicas de inyección. Existe *anestesia por infiltración* y *anestesia por bloqueo.* ¿Cuál es la diferencia? La anestesia por infiltración anestesia un área específica del tejido o un diente en especial. La anestesia por bloqueo anestesia el nervio que enerva un área determinada de la boca. La anestesia por infiltración se emplea por lo general en el maxilar superior y la anestesia por bloqueo en el inferior. Es la anestesia por bloqueo la que entumece su labio inferior, mejilla y parte de su lengua cuando están trabajando en los dientes del maxilar inferior.

Por lo general, los dentistas emplean diferentes técnicas para asegurarse un pronóstico en el procedimiento para aliviar el dolor. Algunas de ellas son técnicas empleadas en el pasado que han sido redescubiertas. Su valor ha sido reconocido recientemente.

Primero, existe la *inyección del ligamento periodontal.* Hasta hace poco tiempo esta técnica era empleada como inyección suplementaria cuando alguna otra fallaba. Se empleaba una jeringa para inyección dental normal para aplicar la solución anestésica en el espacio del ligamento periodontal. Se necesita mucha presión para inyectar el anestésico en un espacio tan pequeño. Se ha desarrollado una nueva jeringa para anestésicos a presión que facilita el suministro del mismo. Han aparecido varios artículos en la literatura profesional indicando que la inyección del ligamento periodonal puede ser empleada como método exclusivo de suministro de anestesia. Se han realizado desde tratamientos del conducto de la raíz hasta extracciones empleando esta técnica (sin mencionar empastaduras, preparaciones de corona, etc.). Es seguro y efectivo, y ahora es posible anestesiar los dientes del maxilar inferior empleando este método exclusivamente. Esto elimina la necesidad de tener una zona extensa entumecida, lo que se asocia a la inyección de bloqueo.

Segundo, ahora se emplea otra técnica para aliviar el malestar durante el tratamiento de conducto (ver capítulo 3), la *inyección intrapulpar.* Se emplea una aguja de diámetro pequeño para inyectar la solución anestésica directamente en el tejido sensibilizado de la pulpa. Si la inyección se suministra en dos etapas, se obtienen resultados más favorables. El anestésico deberá ser inyectado lentamente al principio para minimizar el malestar. Luego se debe inyectar ejerciendo presión sobre el tejido. Sí, usted percibirá una sensación inicial, pero desaparecerá rápidamente.

Una tercera técnica: la *inyección de GOW-GATES* fue inventada en 1973 por el australiano George Gow-Gates. Básicamente, esta inyección bloquea el tronco mayor del nervio que enerva al maxilar inferior. La anestesia más comúnmente usada, por bloqueo, puede dejar sin anestesiar estas rutas insólitas. GOW-GATES anestesia el tronco entero del nervio del área. Emplea prilocaína sin vasoconstrictor para la inyección.

Otra forma de suministrar una inyección de modo más confortable es emplear una aguja de diámetro número 30, que es menor que la número 25 empleada comúnmente en el pasado.

Finalmente, algunos dentistas emplean audioanalgesia. Esto es el empleo de la música mediante el uso de auriculares para eliminar el sonido del torno. Causa una sensación placentera y distrae al paciente de sus temores.

PARTE II

ESPECIALIDADES DENTALES

Su hijo comenzó a perder los dientes de leche y los dientes permanentes están saliendo torcidos. El dentista de su familia recomienda un ortodoncista, y usted probablemente tiene algunas preguntas: ¿Qué diferencia hay entre el entrenamiento del ortodoncista y el del dentista general? ¿Qué procedimientos puede y no puede hacer el ortodoncista? ¿Qué hace que un especialista sea especial?

Los especialistas son consultados cuando hay problemas dentales difíciles de diagnosticar o que requieren la experiencia de alguien con entrenamiento especial en un área de la odontología en particular. A veces, puede ser usted el que decide ver a un especialista, ya sea para obtener una segunda opinión o porque siente que tiene necesidades especiales. También puede ser el dentista general el que lo refiere a un especialista en ciertas circunstancias. De hecho, el dentista general tiene una obligación ética y quizás también legal de recomendar pacientes con problemas dentales que requieren la habilidad y el conocimiento de un especialista.

A no ser que usted especifique que desea que cierto procedimiento sea realizado por un especialista, es el dentista general quien decide qué tratamiento o tratamientos deben ser referidos a un especialista. Con pocas excepciones, la mayoría de los especialistas desean y necesitan trabajar en estrecha colaboración con un dentista general.

Su dentista general es responsable de planear el tratamiento de cada paciente y debe coordinar los servicios de especialistas con su propio tratamiento. El dentista general es finalmente el responsable de asegurar que todas sus necesidades dentales son satisfechas.

¿Quiénes son estos especialistas dentales? ¿Cómo se los llama? A continuación hay una lista de especialistas que usted probablemente consulte a lo largo de su vida:

—ENDODONCISTA: Especialista cuyo campo es la prevención, diagnóstico y tratamiento de las enfermedades de la pulpa dental.
—CIRUJANO BUCAL Y MAXILOFACIAL: Especialista en cirugía que frecuentemente hace extracciones y cirugía reconstructiva.
—PATOLOGO BUCAL: Especialista que usando el microscopio interpreta y diagnostica enfermedades orales como los tumores y el cáncer.
—ORTODONCISTA: Especialista que se ocupa principalmente de la corrección de los dientes torcidos.
—DENTISTA PEDIATRICO: Dentista especializado en el tratamiento de los dientes de niños desde el nacimiento hasta la adolescencia.
—PERIODONCISTA: Dentista especializado en las encías y los huesos que sostienen los dientes.
—PROSTODONCISTA: Especialista que construye piezas permanentes o removibles para reemplazar los dientes perdidos.
—DENTISTA SANITARIO: Dentista que trabaja para el Servicio de Salud Pública de los Estados Unidos y planea el cuidado de la salud dental a nivel nacional e internacional. Muchos también trabajan y enseñan a nivel de la comunidad.

Todos los especialistas no son *diplomados.* (El diplomado es un especialista que ha pasado exámenes escritos y orales dados por sus colegas, quienes son diplomados en su especialidad después de completar el entrenamiento en la misma). Ser diplomado no es garantía de habilidad, pero le da a usted una idea de cómo es considerado el especialista por otros dentistas generales en su campo de acción. Les da también a otros dentistas generales y especialistas una forma mensurable de juzgar su pericia.

La función de cualquier especialidad ya sea en odontología o en medicina es doble. Primero, la especialidad debe proveer mejor servicio a los pacientes. Ningún dentista general puede tener toda la información necesaria para ser especialista en todas las áreas de la odontología. Segundo, las especialidades dentales sirven para engendrar nueva información. Los especialistas tienen la obligación de agregar su experiencia a la base de información existente en la profesión en general. Nuevas técnicas y/o meteriales están siendo investigados continuamente en laboratorios y clínicas para determinar su seguridad y eficacia. Estas investigaciones son generalmente realizadas por especialistas quienes también tienen la responsabilidad de ayudar al dentista general a mantenerse al día en los progresos más recientes. Los especialistas realizan esta función por medio de publicaciones y cursos de educación continua en nuevos métodos de tratar problemas dentales para otros especialistas y dentistas generales.

A pesar de que los especialistas dentales son expertos en sus respectivos campos de acción, usted se sorprenderá al descubrir que sus precios son generalmente comparables con los de los dentistas generales que proveen el mismo servicio.

3

ENDODONCIA

La endodoncia es la rama de la odontología relacionada con el diagnóstico, prevención y tratamiento de los desórdenes de la pulpa y de los tejidos del ápice de la raíz. El especialista en endodoncia y/o tratamiento del conducto de la raíz se denomina endodoncista. Un especialista en endodoncia reconocido debe completar 2 años de entrenamiento en el programa aprobado por la ADA luego de la Escuela de Odontología.

La endodoncia no la realiza únicamente el endodoncista. Muchas endodoncias (generalmente los tratamientos del conducto de la raíz) son realizadas por el dentista general. El endodoncista generalmente es llamado cuando un caso en particular necesita pericia o conocimientos especiales.

Pero la endodoncia implica más que un entrenamiento avanzado en el tratamiento del conducto de la raíz (o quitar la pulpa del diente). La endodoncia incluye diversos aspectos relacionados con la conservación de los dientes. Además de sus conocimientos sobre la pulpa, el endodoncista también trata las enfermedades del ápice (la punta) del diente que puede o no haber sido causada por las enfermedades de la pulpa, o de los tejidos que rodean las raíces del diente, los *tejidos perirradiculares.*

Los endodoncistas son expertos en eliminar caries y colocar una base protectora sobre el área expuesta: recubrimiento pulpar (ver capítulo 2). A ellos les atañe remover parcialmente la pulpa, lo que siempre se realiza en casos de urgencia para aliviar el dolor en los adultos. Esto se denomina *pulpotomía.* Además, son expertos en localizar y remover el tejido de la pulpa antes del tratamiento del conducto de la raíz. Esto se llama *pulpectomía.*

Son necesarios dos requisitos previos para el éxito de la endodoncia. No debe haber pérdida de hueso periapical (alrededor del ápice) anterior al tratamiento. Si hubo pérdida de hueso antes del tratamiento se deberá generar hueso nuevo luego de 1 ó 2 años del tratamiento. Requiere algún tiempo para el hueso regenerarse luego que se ha destruido. El método más confiable para determinar el éxito o el fracaso del tratamiento del conducto de la raíz es comparando las radiografías anteriores al tratamiento de endodoncia con las nuevas.

Otras técnicas del área de endodoncia incluyen la remoción quirúrgica de los tejidos muertos como resultado de patología de la pulpa; colocar nuevamente dientes que por accidente o intencionalmente se movieron de su lugar y luego reemplazarlos después que se realizó cirugía en el ápice: *hemisección* (remoción de la raíz y parte de la corona en un diente con muchas raíces), *amputación de raíz* (remoción de la raíz en dientes con múltiples raíces); *implantes* (colocación de columnas de metal en el tratamiento de conducto, que se extienden hasta el hueso); y blanqueado de los dientes decolorados. Varias de estas técnicas se discutirán en las secciones siguientes de este capítulo.

Tanto los endodoncistas como los dentistas generales que realizan tratamientos del conducto de la raíz tratan de conservar dientes que de otra manera serían extraídos. Pero antes de comenzar el tratamiento hay que tener una expectativa realista sobre lo que la endodoncia puede hacer para conservar un diente.

La endodoncia no quirúrgica (que se discutirá en "¿Qué es el tratamiento del conducto de la raíz?") puede no solucionar el problema. La endodoncia quirúrgica puede ser necesaria; esto también se discutirá más adelante. Si ninguna de estas opciones tiene éxito, se necesitará sacar el diente. El porcentaje de éxito anticipado del tratamiento del conducto de la raíz es del 90 al 95 por ciento a menos que aparezcan complicaciones en el tratamiento habitual.

La endodoncia se puede realizar en un diente como tratamiento primario (por primera vez). Esto implica la remoción de la pulpa dental y la inserción de un material de relleno en el espacio limpio. También se puede volver a realizar en un diente si el primer tratamiento de conducto ha fracasado. Esto se denomina *retratamiento endodóncico.*

Algunas veces un diente que ha sido sometido a tratamiento del conducto de la raíz no cicatriza o persiste el dolor. Estos síntomas pueden aparecer inmediatamente o inclusive años después. Esto es una razón para volver a realizar el tratamiento. Comprendamos que ningún procedimiento médico o dental tiene un 100 por cien de éxito.

Otros motivos incluyen la apariencia de nuevas caries que pueden hacer que el relleno del tratamiento del conducto de la raíz se pierda e inclusive fracase, el sellado o la limpieza incompleta del tratamiento del conducto de la raíz (esto es altamente probable debido al tamaño pequeño del canal de la raíz, la curvatura de algunos canales que los hace casi imposibles de limpiar y sellar, o la dificultad en encontrar todos los canales en algunos casos), la fractura del canal o la infección de un quiste alrededor del extremo de la raíz.

Tener un tratamiento del conducto de la raíz en la actualidad ya no es la mala experiencia que era, incluso hace una década. El tratamiento del conducto de la raíz no tiene que ser más doloroso durante o después del tratamiento que un empastamiento de rutina. Los nuevos anestésicos y las nuevas técnicas anestésicas hacen que los tratamientos sean virtualmente libres de dolor. Después de terminar el tratamiento, se emplean analgésicos suaves (aspirina, Tylenol, Advil, etc.) para controlar el 95 por ciento de todos los casos de dolor después de la operación, los que generalmente duran 3 ó 4 días. La bolsa de hielo en el lado externo de su cara y los enjuagues de agua tibia con sal son una gran ayuda para calmar las molestias después del tratamiento. Una vez más, el tratamiento del conducto de la raíz se hace para conservar un diente que de otra forma estaría destinado a la extracción. El dolor del diente es por lo general el signo inicial de la necesidad del tratamiento correspondiente. Repasemos las causas típicas del dolor de dientes y lo que puede hacer el tratamiento del conducto de la raíz para aliviarlo.

DOLOR DE MUELAS: CAUSAS Y CURAS

La mayoría de la gente, en algún momento de su vida, ha tenido dolor de muelas. Para algunos, el dolor de muelas es el único motivo que lo llevará al consultorio dental. Como consumidor dental, usted debe conocer las causas principales del dolor de dientes y sus soluciones.

Existen dos aspectos del dolor de muelas: lo que usted mismo puede hacer y lo que su dentista puede hacer por usted. Cuando el dolor aparece durante las vacaciones, en medio de la noche, puede resultar difícil ver a su dentista inmediatamente. Usted nunca sabe cuando una pequeña ayuda de su parte puede mejorar la calidad de su vida.

El origen del dolor de muelas puede ser tan sencillo como cuando queda comida retenida entre los dientes, que luego irrita las encías. Esta situación puede corregirse de dos maneras. Primero, enjuagándose la boca vigorosamente con agua tibia para remover los desperdicios. Segundo, usando hilo dental para quitar cualquier resto de comida o cualquier cuerpo extraño atrapado entre los dientes.

En las circunstancias arriba mencionadas, el problema está en la encía y el tejido de soporte, no en el diente en sí mismo. Generalmente, en el caso de la irritación de las encías, el dolor es suave, y el diente está dolorido como para soportar las fuerzas de la masticación. Los problemas de las encías también pueden deberse a sensibilidad al frío o al calor, que puede acompañarse de molestias al masticar. Estos últimos síntomas no ocurren por lo general hasta que la situación el algo severa.

Ahora analicemos otro tipo de dolor de muelas, el dolor por irritación de la pulpa. Nosotros hemos discutido la localización, composición y función de la pulpa dental en el capítulo 1. Este delicado tejido puede irritarse por una caries profunda o una fractura.

Una caries o una fractura pueden exponer la pulpa a las bacterias de la saliva. Además, cada vez que se restaura un diente, la pulpa experimenta algún tipo de ataque. Esto le acerca más a la necesidad de un tratamiento del conducto de la raíz. La pulpa puede enfermarse o lesionarse y degenerarase (o incluso morir) *antes* de que aparezcan los síntomas. La pulpa puede estar muriéndose, y ni siquera el dentista, quien está tratando el diente, puede estar seguro del estado de la misma hasta que aparezca el dolor. Los abscesos no aparecen en las radiografías hasta que se ha producido un "hueco" en el hueso alrededor del ápice del diente. Esto generalmente necesita mucho tiempo para desarrollarse. Si usted siente dolor, especialmente el acompañado de hinchazón, la pulpa casi seguro estará dañada "irreversiblemente". En otras palabras, ¡no se va a mejorar! Además, el dolor causado por la lesión de la misma es más intenso y frecuentemente aparece sin un motivo aparente.

¿Ha experimentado alguna vez el hecho de señalarle algún diente en particular a su dentista para que lo examine, inclusive, sacarle radiografías y responderle que no encuentra nada malo en el diente en ese momento? Usted puede estar sufriendo del "síndrome del diente roto". Este problema es muy difícil de diagnosticar. Digamos que usted ha tenido un tratamiento del conducto de la raíz para eliminar la sensibilidad al calor y al frío, pero el diente le sigue doliendo cuando muerde o mastica. ¡El diente puede estar fracturado! La única solución segura para eliminar los problemas con el diente fracturado es sacarlo. El diagnóstico del diente fracturado se hace por lo común a través del proceso de eliminación porque es muy difícil, incluso imposible, ver el diente roto a simple vista o inclusive en radiografías.

Si usted tiene hinchazón, use compresas frías en la cara externa de la mejilla. Llame al dentista para que le recete un antibiótico, y así su organismo podrá resolver la infección. Este es el momento para pedir hora a su dentista. Hay cosas que usted no deberá hacer. Primero, no se aplique calor en la cara externa de la mejilla. Esto empeorará el problema. Segundo, no se ponga una aspirina en la encía o en el diente dolorido. Esto produce una quemadura grave de la encía que solamente contribuye a empeorar el problema. Si usted necesita una aspirina para el dolor de muelas, tráguela; éste es el modo en que posiblemente haga algo bueno.

Si la pulpa del diente enfermo o dañado no se remueve, el diente posiblemente deberá ser extraído para terminar con la infección. Quitar la pulpa, limpiar las paredes del canal y rellenar el canal es un tratamiento del conducto de la raíz. Esto tambien se denomina *terapia de endodoncia.*

Después de haberse completado el tratamiento del conducto de la raíz, el diente puede ser reparado por un dentista general.

El dolor y/o la hinchazón no son los únicos indicadores de que es necesario un tratamiento del conducto de la raíz para conservar el diente. En ocasiones, el tejido de la pulpa morirá, y el paciente ni siquiera sabe cómo es eso posible. El dentista no tiene forma de decir cuanto trauma puede tolerar una pulpa. Nadie sabe con seguridad porque algunas mueren de una manera silenciosa. La única señal de que la pulpa ha muerto puede ser la destrucción ósea del *ápice de la raíz.* Esto se determina mediante radiografías y otras pruebas que puede realizar su dentista.

El tratamiento del conducto de la raíz es una de las maneras más efectivas de tratar los dientes doloridos por problemas de la pulpa. La sección siguiente tratará este tema.

¿QUE ES EL CANAL O CONDUCTO DE LA RAIZ?

La diminuta pulpa dental algunas veces se infecta o se daña. Por lo general, la pulpa se infecta por las caries que atacan el esmalte, entran en la dentina y finalmente inflaman o matan irreversiblemente la pulpa. La pulpa enferma o muerta, si se deja en el canal, derivará en un absceso dental. Si usted no comprende esto lo suficiente, deberá repasar "Los dientes: formasu y función", en el capítulo 1.

Usted tiene dos opciones si uno de sus dientes está en camino de tener un abultado y molesto absceso. Primero, le prodrán quitar el diente (extracción). Segundo, usted puede salvarlo se le quitan la pulpa (o le hacen un tratamiento del conducto de la raíz).

Conservar el diente también le ahorrará dinero ya que por lo general es más caro extraer el diente y reemplazarlo que tratarlo removiendo la pulpa enferma.

Tratamiento del conducto de la raíz

La persona que trate sus dientes (el dentista general o el endodoncista) básicamente seguirá los pasos siguientes cuando realice un tratamiento del conducto de la raíz a sus dientes.

1. Un examen completo, incluyendo radiografías, asegurará que se trate el diente correcto. Además, cualquier complicación aparecerá en las radiografías previas al tratamiento. El diente que necesita el tratamiento por lo general tendrá sensibilidad al calor o al frío, dolores

agudos espontáneos, hinchazón y algunas veces evidencia de destrucción ósea en el ápice de la raíz. Uno o más de los síntomas enumerados arriba pueden presentarse.

2. Una vez localizado el diente apropiado, el mismo se anestesia con un anestésico local. Si usted siente demasiado temor se le podrá suministrar un sedante oral o por inhalación. La mayoría de los pacientes no necesitan sedantes porque las técnicas modernas permiten finalizar el tratamiento con molestias muy leves o bien sin molestia alguna.
3. El diente luego se aisla, si es posible, con un *dique de goma* (una fina lámina de goma de alrededor de 6 pulgadas de superficie). En muchos casos, el dique de goma se emplea para aislar un solo diente. El dique permite que el diente se trate en un ambiente limpio y seco. Quizás lo más importante sea prevenir que se traguen los instrumentos y medicamentos empleados para tratar el conducto de la raíz.
4. Una *abertura de acceso* se realiza a través de la corona del diente. Esta abertura brinda una visión directa de los canales en el piso de la cámara pulpar.
5. La pulpa luego se remueve de la cámara pulpar y de los canales de la raíz mediante instrumentos diminutos llamados *limas de endodoncia.* Estas limas limpian y dan forma al canal de la raíz para permitir que se rellene luego con un material de relleno inerte. Uno de los rellenos más comunes es una sustancia semejante a la goma llamada *gutapercha.*

   Sin embargo, unos pocos dentistas emplean un material de relleno llamado N-2. Este material probablemente ha sido más criticado que cualquier otro material empleado en el relleno de canales de la raíz porque contiene paraformaldehído, que es cáustico para los tejidos periapicales. De hecho, numerosos casos han sido informados en los que el material ha sido inyectado, pasado el ápice de la raíz y el tronco mayor del nervio que enerva el diente y los tejidos suaves. Esto ha producido parálisis temporaria o permanente de los maxilares. Los defensores de la pasta de relleno responsabilizan el modo de administrar el N-2 en lugar del material en sí mismo.

   El transporte del N-2 entre estados ha sido prohibido por la Administración de Alimentos y Medicinas (FDA). Cualquier dentista que lo use deberá hacerlo únicamente mediante la preparación del farmacéutico local o alguna otra agencia. El mejor consejo que le puedo dar es: ¡No permita que nadie le rellene el canal de la raíz con N-2! Yo creo que los beneficios no garantizan los riesgos.
6. El tratamiento del conducto de la raíz de un diente puede realizarse en una, dos o más visitas. Cuanto más severa sea la infección y/o más difícil el caso, mayor cantidad de visitas serán necesarias para completar el caso. Supongamos que el tratamiento se realiza en dos o más visitas. En dichos casos, se coloca una medicación en una pelotita de

algodón, la que luego se coloca dentro del diente para ayudar a eliminar las bacterias y prevenir la diseminación de la infección. Luego de la abertura de acceso, se sella con la pelotita de algodón, empleando un relleno temporario para proteger el canal pulpar de la contaminación entre una visita y otra. Un relleno temporario no se colocará si la infección del hueso continúa drenando a través del canal de la raíz mientras el dentista trabaja para limpiar los restos de pulpa. Si esto ocurriera, quizás le receten un antibiótico para controlar la infección en y alrededor del diente y el hueso.

7. Cuando los canales están libres de infección, el dentista rellena y sella el canal de la raíz con un material inerte (por lo común gutapercha) y un *sellador del canal de la raíz.* El rellenado y sellado del canal de la raíz previene el crecimiento de bacterias en el canal y la aparición de una nueva infección.
8. Por lo general se toman radiografías para determinar si el o los canales han sido rellenados en toda su extensión. De acuerdo a la mayoría de las autoridades en endodoncia, el punto ideal de relleno del canal es uno o dos milímetros dentro (o muy cerca) del ápice de la raíz. Más de veinte estudios han demostrado que el sobrerellenado de los canales de las raíces disminuye el éxito del tratamiento de conducto en un 10 ó 15 por ciento. Sin embargo, constituye un riesgo que le puede ocurrir hasta al mejor dentista. Usted no deberá preocuparse demasiado si le sucede esto en su tratamiento del conducto de la raíz porque su porcentaje de éxito sigue siendo de un 80 a un 85 por ciento, lo que continúa siendo realmente alto.

Aproximadamente de dos a seis semanas luego de haber completado el tratamiento su dentista general le colocará una restauración "permanente" llamada corona de ora ("funda") en el diente que recibió el tratamiento de conducto para protegerlo de la posibilidad de una fractura y para devolver al diente su aspecto original.

Usted probablemente se sentirá algo incómodo durante las visitas para el tratamiento del conducto de la raíz o luego de finalizado el mismo. Esto es de esperar. Las inyecciones dentales y todas las manipulaciones por fuera y por dentro de los dientes agregan una sensación de dolor a las fuerzas de masticación. Usted tendrá por lo general un diente dolorido durante algunos días. La curación lleva su tiempo.

Un diente con el tratamiento de conducto puede durar toda su vida. Para asegurar el porcentaje de éxito del 90 al 95 por ciento, su diente deberá ser debidamente restaurado por su dentista general luego de haber completado el tratamiento y deberá ser controlado por un dentista cada año. El control dental es un examen visual que incluye una verificación de la restauración final y un control de la salud de los tejidos alrededor del diente. El dentista buscará cualquier reblandecimiento de los dientes o de sus tejidos de soporte. Además, controlará la presencia de áreas de drenaje que indicarán que la infección no ha sido resuelta. Finalmente, ningún control será completo sin una evaluación radiográfica. La comparación de las radiografías anteriores al tratamiento con las obtenidas después del mismo le indicarán al dentista si se está produciendo la curación.

Un nuevo tratamiento, la cirugía endodóncica o incluso la extracción, serán necesarios si el canal de la raíz no cicatriza adecuadamente. No existen garantías de que cualquier tratamiento médico o dental sea un éxito. ¿Está usted interesado en saber qué opciones existen para resolver un tratamiento del conducto de la raíz que ha fallado después de algunos años? Entonces lea lo siguiente.

SU DERECHO A PREGUNTAR

La Asociación Americana de Odontología recomienda que los dentistas tengan una declaración de consentimiento para que sus pacientes la firmen y fechen. Muchas declaraciones de consentimiento relacionadas con el tratamiento del conducto de la raíz son similares a la siguiente: "Yo entiendo que el tratamiento del conducto de la raíz es un procedimiento para conservar un diente que de otro modo requeriría ser extraído. Aunque el tratamiento tiene un alto grado de éxito clínico, es un procedimiento biológico que no puede garantizarse. En ciertas ocasiones, un diente que ha sido sometido a tratamiento del conducto de la raíz puede necesitar un tratamiento nuevo, cirugía o incluso extracción".

Los endodoncistas por lo general agregan la declaración siguiente: "Además, comprendo que únicamente el tratamiento de conducto se realizará en esta oficina. La restauración (permanente) final (relleno, corona, implante, etc.) será realizada por mi dentista habitual".

El dentista no puede prever cada complicación posible o transportar años de aprendizaje en la Escuela de Odontología o en el cuidado del paciente a unos pocos minutos de conversación con usted. Pero yo creo que hay preguntas básicas que usted tiene el derecho de formular *antes* de ser atendido. Estas incluyen:

1. ¿Cree usted que se debe conservar el diente? ¿Por qué?
2. ¿Cree usted que el diente puede restaurarse? Si así fuera, ¿cuál sería la manera ideal de hacerlo?
3. ¿Cuál sería el costo estimativo del tratamiento de conducto y de la restauración?
4. ¿Emplea usted un dique de goma para aislar al diente con el que irá a trabajar? Si no fuera así ¿cómo me protegerá a mí y al diente?
5. ¿Qué técnica emplea para limpiar el canal? ¿Es común entre los endodoncistas? Si no es así, ¿por qué la emplea?

6. ¿Qué tipo de material de relleno emplea usted para rellenar el canal de la raíz? ¿Usa un sellador? ¿Estos materiales son usados comúnmente por los endodoncistas? Si no es así, ¿por qué los usa?
7. ¿Me iré con un empaste temporario en la visita de hoy? Si es necesaria más de una visita, ¿cuántas calcula usted que necesitaré?
8. ¿Qué problema me puede anticipar que tendré en este tratamiento?
9. ¿Qué posibilidades tengo de necesitar algún tipo de cirugía para salvar este diente? ¿Será necesaria la cirugía en el futuro?

Usted deberá hacer las siguientes preguntas si decide seguir adelante y hacerse el tratamiento de conducto en este consultorio dental.

1. ¿Encontró alguna dificultad durante el tratamiento? En caso afirmativo, ¿cuál fue? ¿En qué medida podrá afectar esto el resultado de mi tratamiento?
2. ¿Cuándo deberé continuar y tendré el relleno final colocado?
3. ¿Con qué regularidad tendré que venir para los exámenes complementarios de este diente?
4. ¿Hay algo que yo deba saber u observar en el futuro sobre este diente?
5. ¿Necesito antibióticos y/o calmantes?

Varios de los conceptos apuntados en estas preguntas se pueden aplicar a otras áreas de la odontología. No sea tímido. Si tiene alguna duda, ¡aclárela! Es un derecho suyo el hacer preguntas. Utilice sus derechos y sea un consumidor mejor.

CIRUGIA ENDODONCICA

La gutapercha es el material de relleno de elección para ser empleado en dientes tratados que deben someterse al tratamiento del conducto de la raíz. Sin embargo, no todos los tratamientos de conducto son exitosos. Lamentablemente, no se pueden volver a tratar todos los tratamientos de conducto que fallan colocando gutapercha en los conductos.

Algunas veces es necesaria la cirugía para resolver el problema. Por ejemplo, un *perno* (un pequeño bastón de metal que se cementa en el conducto del canal para darle al diente más resistencia) o un *punto de plata* irrecuperable (un material de relleno empleado en el pasado en lugar de la actual gutapercha popular) en el canal de la raíz pueden obstruir el acceso a los canales de la raíz. Siempre está presente el riesgo que en el esfuerzo por tratar de recuperar el canal el dentista perfore (cree un hueco) el lado de la raíz. Estas son sólo algunas de las razones por las cuales la cirugía endodóncica puede ser necesaria. Usted deberá hablar de las opciones con su dentista. Consulte con otro profesional si le queda alguna duda de que la cirugía no sea lo mejor para su caso en particular. La cirugía endodóncica la realiza por lo común el endodoncista.

Apicectomía, curetaje apical y sellado del extremo de la raíz (retrollenado)

Los procedimientos quirúrgicos más communes son la apicectomía, el curetaje apical y el sellado del apice de la raíz. Estas tres técnicas pueden realizarse separadamente o durante la mimma operación. El tratamiento depende de cada caso. Es importante comprender que la cirugía endodóncica también puede fallar. Se utiliza como último recurso debido a que el tratamiento del conducto de la raíz ha fracasado. Las opciones son la cirugía con la esperanza de resolver el problema o bien la extracción.

Veamos qué sucede durante la cirugía endodóncica. Primero, se anestesia el diente. La anestesia con un vasoconstrictor (epinefrina) es preferible ya que reduce la hemorragia al mínimo durante la cirugía. Sin embargo, si usted tiene problemas cardíacos, no será posible emplear epinefrina. Consulte con su dentista.

Segundo, se realiza una incisión en uno de los costados del diente que necesita cirugía. La incisión le permite al tejido de la encía *retraerse* (tirarse hacia atrás) para exponer el área del extremo de la raíz (ápice) del diente. El extremo de la raíz es el sitio de la operación.

Tercero, el hueso sobre el extremo de la raíz se remueve con un torno dental. Esto expone ampliamente el extremo de la raíz. Muchas veces la infección ha hecho un hueco en el hueso, reduciendo de este modo la cantidad de hueso que debe removerse antes que el dentista tenga libre acceso al área del extremo de la raíz.

En este punto, si no se hizo antes, se deberá tomar la decisión de realizar un curetaje apical o una *apicectomía* (remoción del ápice de la raíz) y/o colocar un relleno de plata en el conducto para sellarlo luego de la apicectomía.

El *curetaje apical* es un procedimiento que implica limpiar un área de infección en el hueso arriba del ápice de la raíz. Esto se realiza mediante una incisión quirúrgica empleando un instrumento pequeño en forma de cuchara para limpiar mecánicamente el área de infección.

Una *apicectomía* comprende no solamente el curetaje apical, sino también la remoción del *ápice de la raíz* (extremo de la raíz) con un torno dental. ¿Por qué se realiza esto? Los estudios han demostrado que hay una probabilidad muy alta de que existan más canales diminutos que salen del lado de la raíz en esta zona. Esta puede ser la causa del fracaso del tratamiento de conducto. Debido a que estos canales diminutos son imposibles de limpiar y rellenar adecuadamente, el dentista deberá quitarlos quirúrgicamente para ayudar a la curación. Una vez realizado este procedimiento el dentista supone que todos los canales mayores restantes han sido bien rellenados y se extienden un largo adecuado, sólo algo más cortos que el ápice del conducto de la raíz. Debe haber un buen sellado entre las paredes del conducto de la raíz y el material de relleno.

Si se alcanzaron las condiciones mencionadas anteriormente, una apicectomía será suficiente para proporcionar una curación adecuada. El dentista luego realizará un *sellado caliente* o un *sellado frío* del material de relleno si el mismo es la gutapercha. Esto quiere decir que el dentista adaptará el material de relleno al conducto de la raíz con un instrumento frío o caliente. Cualquiera de las dos técnicas de sellado sirven para asegurar que el material de relleno selle bien el conducto de la raíz.

Una radiografía puede ayudar al dentista a determinar si continúa la destrucción del hueso en el ápice de la raíz, y en la visita siguiente le ayudará a verificar si el hueso está sanando. Pero no hay manera de determinar si el canal se ha sellado bien. Es por eso que creo que siempre que haya espacio suficiente en el lugar tratado se deberá realizar un sellado del extremo de la raíz. Este es el único modo de asegurarse que el relleno del canal de la raíz está sellando bien el canal.

El sellado del extremo de la raíz o retrollenado (retrofilling) as simplemente una extensión de la apicectomía. El dentista emplea un pequeño torno y hace un hueco en el centro del extremo de la raíz. Este hueco se rellena luego con una amalgama, la que provee el sellado al conducto de la raíz. La amalgama es lo que se llama sellado del extremo de la raíz.

El sitio de la incisión se *sutura* (se cose) luego que las maniobras de endodoncia han finalizado. Estas *suturas* (puntos) las quita luego su dentista a los 5 días.

Existen varios casos cuando no puede salvarse el diente entero. La bicuspidización, la hemisección y la amputación de la raíz son tres operaciones endodóncicas que pueden emplearse para salvar una parte del diente "entero". Estas tres operaciones implican que el diente a salvar tiene más de una raíz. En otras palabras, sólo el diente con dos o más raíces se puede someter a la bicuspidización, hemisección o amputación de la raíz. De otra manera, las raíces restantes se transformarían en abscesos. Los dientes que necesitan este tipo de tratamiento pueden o no haber sido sometidos a un tratamiento del conducto de la raíz.

¿Por qué son necesarias estas operaciones? Pueden darse varias alternativas que pueden necesitar la remoción de la raíz, incluyendo la raíz que no tiene soporte óseo, la raíz que se *reabsorbió* (disolvió), el diente que tiene una fractura que se extiende entre las dos raíces de un diente con dos raíces o bien el diente que tiene un canal en la raíz que no puede limpiarse y rellenarse (por cualquier motivo) y no puede someterse a cirugía endodóncica.

Ahora discutamos en qué se diferencian cada una de estas tres operaciones endodóncicas y cuándo son necesarias.

Bicuspidización

Como su nombre lo sugiere, es la división de un molar en dos bicúspides. Generalmente, se realiza en los molares inferiores. Los molares inferiores por lo general tienen dos raíces, aunque pueden tener tres o más canales. La bicuspidización de los molares inferiores puede hacerse únicamente cuando las dos raíces son recuperables. Esto ocurre por lo general cuando la encía y el hueso alrededor del diente se han contraído, exponiendo la *bifurcación* (el área entre las dos raíces). Antes del tratamiento esta zona actúa como reservorio de comida, produciendo irritación en el hueso y la encía. Esto produce pérdida de *periodonto* (tejido de soporte del diente). Una forma de tratar esta situación es realizar el tratamiento de conducto de todos los canales de la raíz. Luego el molar se divide en dos bicúspides cortando el diente con el torno dental. Los dos dientes creados a partir del molar luego se contornean para eliminar la posibilidad de retener bacteria y comida.

Otro motivo común para realizar la bicuspidización es para salvar el diente que ha sufrido una fractura que lo ha partido en dos bicúspides a causa de un fenómeno natural. Uno de los segmentos puede estar flojo. Luego del tratamiento de conducto de ambas raíces, el diente se corta adecuadamente y se contornea en dos segmentos para simular dos bicúspides adyacentes. Ambos segmentos se preparan para recibir dos coronas por separado. Las dos coronas pueden soldarse (o entablillarse) para obtener mayor estabilidad; sin embargo, las coronas deberán tener un área entre los segmentos que pueda mantenerse limpia usando el hilo dental.

Hemisección

La hemisección implica no solamente la remoción de una o más raíces del diente con raíces múltiples, sino también la remoción de parte de la corona del diente, luego de haberse completado el tratamiento del conducto de la raíz. En la bicuspidización las coronas se mantienen intactas. La hemisección se realiza comúnmente cuando existe destrucción periodontal de una o más raíces del diente; las otras raíces del mismo están potencialmente en peligro.

Una hemisección también puede realizarse cuando se fractura un diente de raíces múltiples, y es obvio que solamente la raíz y la corona de esa parte del diente que se ha perdido deben removerse. Esto salva la porción del diente que está firmemente arraigada al periodonto (tejido de soporte del diente). La superficie de mordida (superficie de oclusión o de masticación) generalmente está muy reducida luego de realizar una hemisección ya que con una parte de la corona removida el diente ahora tiene menos raíz de soporte para sostener las fuerzas de la masticación. De este modo, la restauración final es más estrecha y brinda menos superficie de masticación.

Amputación de la raíz

Por último, la amputación de la raíz es como lo indica su nombre: la raíz de un diente con raíces múltiples se amputa luego del tratamiento de conducto. Esto se hace porque una (o más) de las raíces ha perdido mucho soporte óseo. Esta pérdida de soporte, si no se trata, puede poner en peligro los tejidos de soporte de las raíces de los dientes adyacentes. La solución es simple. Se remueve la raíz que tiene un soporte inadecuado. La amputación de la raíz difiere de la hemisección en que la amputación conserva la corona del diente. Cuando se realiza la hemisección sólo parte de la corona del diente se mantiene intacta, como se describió anteriormente.

Algunos dientes pueden necesitar una combinación de tratamientos. Por ejemplo, la hemisección y la bicuspidización pueden necesitarse en el mismo diente. Tomemos como ejemplo uno de los molares superiores con tres raíces. Este puede tener una fractura que se extiende a través de la corona y entre las raíces. Se ha hecho una bicuspidización. Pero esta muela puede tener un soporte óseo inadecuado en una de las otras tres raíces. Esta raíz se remueve en una operación de hemisección. El tratamiento de conducto es necesario en las raíces restantes porque la pulpa está expuesta cuando las raíces se amputan o cuando se realiza una bicuspidización.

Cuidados postoperatorios

Supongamos que ya se ha realizado la cirugía. ¿Qué debe hacer usted para facilitar la cicatrización y no dañar el área de la operación? He aquí los pasos a seguir.

Coloque una bolsa de hielo sobre la superficie exterior de la cara de manera intermitente durante dos horas después de la operación. La bolsa de hielo debe colocarse en la cara durante quince minutos y luego quitarse por quince minutos. Esto ayudará a reducir la inflamación y las magulladuras que algunas veces acompañan estas operaciones.

No levante el labio para inspeccionar el área operada. Esto puede quitar algunas de las suturas (puntos) y perjudicar una cicatrización adecuada.

Coma únicamente alimentos suaves durante las primeras veinticuatro horas y tenga cuidado de no morderse el labio y/o la mejilla. El diente y los tejidos estarán doloridos de todas maneras, así que esto es una órden fácil de obedecer. Algunos anestésicos duran un tiempo prolongado. Comer comida "común" puede quitarle las suturas y usted puede literalmente masticarse el labio o la mejilla adormecidos por los anestésicos.

No se cepille los dientes cerca del área de la operación. Es mejor usar un hisopo con pasta dental para limpiar los dientes afectados. Cepíllese los dientes del resto de la boca, para mantener al mínimo el número de microorganismos.

Utilice agua tibia con sal colocando media cucharadita de sal en un vaso de 8 onzas de agua tibia, comenzando el día *después* de la cirugía. Enjuague el sitio de la operación luego de cada comida y antes de irse a dormir. Esto ayudará no solamente a mantener limpia el área de los restos de comida, sino que también estimulará la circulación sanguínea de los tejidos para promover la cicatrización del sitio de la operación.

Descanse bien y coma bien, especialmente tome líquidos como jugos de fruta, sopa y leche. Esta es una buena medida para cualquier proceso de cicatrización.

Tome todas las medicinas como le indicaron. Algunos estudios demuestran que el 80 por ciento de los pacientes no toman sus medicinas adecuadamente. Es especialmente importante tomar los antibióticos correctamente. Fueron recetados por un motivo: para cortar la infección.

¡La única operación simple es la que le hacen a otra persona! Existen riesgos en cualquier operación. Los problemas principales con la cirugía endodóncica son la hinchazón de la cara y/o las magulladuras. Esto desaparece por lo general en una semana.

Cuando se ha operado un molar inferior, el riesgo de la cirugía incluye la *parestesia.* La parestesia puede ser temporaria, o algunas veces permanente. Se produce por daño nervioso que ocurre durante la manipulación de los tejidos. Cuando la cirugía se realiza en los dientes superiores, usted corre el riesgo de una infección que puede diseminarse a los senos nasales. La infección de los dientes inferiores puede diseminarse hacia la zona del cuello. Estas son otras razones para tomar los antibióticos de manera correcta.

Si aparece algún problema como un dolor o una hemorragia no dude en llamar a su dentista a cualquier hora. El dentista que desconoce su problema no podrá ayudarlo.

En resumen, un diente puede salvarse si usted está dispuesto a afrontar los problemas y los costos. Las opciones descritas con respecto a los dientes que tienen problemas combinados de endodoncia y periodoncia han sido documentadas por haber obtenido un éxito razonable. Si usted realmente desea salvar un diente, hable de estas opciones con su dentista. Por lo general él lo recomendará a un especialista para que lo trate si es que son necesarios estos procedimientos más complicados.

4

PATOLOGIA BUCAL

La patología bucal es una especialidad que se refiere al diagnóstico de enfermedades orales y dentales, incluyendo el cáncer. Un patólogo oral reconocido debe completar dos o tres años de entrenamiento aprobado por la Asociación Americana de Dentistas (ADA) después de terminar la carrera dental. El único lugar donde usted probablemente encontrará un patólogo bucal será en una escuela dental o en un laboratorio o clínica de investigación. Será muy raro que un paciente tenga necesidad *directa* de un experto en esta área. Ellos se usan más bien para consulta con el dentista general o con su especialista dental.

La necesidad *indirecta* de los servicios de un patólogo oral es muy importante para tratar una serie de problemas. Uno de ellos es la degeneración de la pulpa que el tratamiento endodóncico no soluciona.

Casi todos los expertos concuerdan que una muestra de tejido del ápice de la raíz debe ser enviada a un patólogo bucal si hay una sospecha de haber problemas más allá de lo que la cirugía endodóncica puede resolver. El patólogo bucal informará al dentista si hay alguna malfunción en el organismo que causa la pérdida ósea. Hay más de cuarenta causas de continua destrucción ósea, incluyendo algunas enfermedades exóticas, tumores, quistes, o el cáncer que ha migrado por el torrente sanguíneo hacia las mandíbulas. Por ejemplo, en un caso recientemente publicado un paciente experimentó pérdida ósea en el hueso de la mandíbula a causa de la enfermedad de Hodgkin.

El herpes oral es otra enfermedad que está siendo investigada por los patólogos bucales. El herpes oral o *herpes simple, tipo I* puede ser transmitido a los genitales. El patólogo bucal también puede identificar la *eri-*

troplasia, un problema precanceroso que puede manifestarse como una zona roja en la boca, y además la *leucoplaquia,* otra condición precancerosa que muestra un área blanca en la boca. Los zonas blancas también pueden ser el primer síntoma del SIDA. El dentista general puede decidir remover toda o parte del área sospechosa y enviar el tejido, conocido como una *biopsia,* a un patólogo para el diagnóstico. Los instrumentos más importantes de un patólogo bucal son: el conocimiento, la experiencia y un microscopio. El patólogo puede preparar muestras muy finas que son coloreadas con sustancias especiales y examinadas buscando células precancerosas; este diagnóstico puede determinar el tipo de tratamiento que el paciente necesita para resolver su problema. En estos casos los patólogos bucales trabajan en contacto estrecho con los cirujanos orales. (Ver el capítulo 6.)

CANCER BUCAL

El patólogo oral, además de estar envuelto con la patología pulpar y periapical, está también muy relacionado con la detección del cáncer bucal. Esta enfermedad no ha sido tan cubierta por los medios de comunicación como la leucemia, pero ocurre más frecuentemente. Además, la boca es el séptimo lugar en donde más se encuentra el cáncer. Algunos cánceres bucales, tales como el de la lengua, son más mortíferos que la enfermedad de Hodgkin, el cáncer de colon o el cáncer de la mama.

La Asociación Americana del Cáncer (ACS) estima que alrededor del 30 por ciento de los norteamericanos tendrán cáncer en alguna época de su vida. La ACS también dice que en 1984 aproximadamente 870,000 casos nuevos fueron descubiertos. Además, unas 450,000 personas murieron de esa enfermedad.

En los Estados Unidos 27,500 casos de cáncer bucal fueron encontrados en 1984. Esto origina varias preguntas: ¿Por qué aparece un cáncer bucal? ¿Quiénes son las víctimas?

Los fumadores tienen un porcentaje de riesgo entre cuatro y quince veces más que los no fumadores y también influye la cantidad y tipo de tabaco usado. Se cree que el consumo de tabaco para fumar o chupar (el llamado tabaco sin humo) es la causa principal de los cánceres bucales. Tomando en cuenta la población, aquellos estados del país que marchan a la cabeza en el consumo del tabaco y el alcohol pueden también en general esperar tener la incidencia más alta del cáncer bucal. En lo referente al cáncer bucal, el tabaco y el alcohol constituyen una combinación mortal.

Uso el término "en general" porque la edad y el sexo de la población son importantes. Por alguna razón desconocida, el cáncer parece atacar con mayor intensidad a las personas de 40 años o más. Quizás lo que ocurre es que toma años en desarrollarse y en los Estados Unidos los hombres son afectados del cáncer bucal tres veces más que las mujeres. Esta diferencia está disminuyendo rápidamente al aumentar las mujeres el consumo de cigarrillos y bebidas alcohólicas.

En el país, la detección del cáncer bucal y la cantidad de muertes continúa en aumento. En 1972, la Asociación Dental Americana (ADA) pronosticó que 15,000 casos serían diagnosticados y el número de muertes sería de 7,000. En 1985, esos cálculos llegaron a 29,000 y a 10,000, respectivamente. Sin embargo, la ADA cree que no ha habido un cambio marcado en la incidencia del cáncer bucal en los últimos treinta años, sino que han aparecido más casos debido a mejores métodos de detección y a un mayor conocimiento del público.

Es interesante hacer notar que el promedio de supervivencia media de cinco años para la gente que ha sido tratada del cáncer bucal es el 40 por ciento. Lo más importante es descubrir el cáncer lo más pronto posible. Por ejemplo, un tipo de cáncer bucal que es tratado cuando tiene un tamaño menor que media pulgada de diámetro tiene una sobrevivencia de alrededor del 60 por ciento. Si el mismo cáncer no es tratado hasta que ha doblado en tamaño, la sobrevivencia del paciente se reduce a sólo un promedio del 15 por ciento.

Los cánceres bucales aparecen con más frecuencia en los labios (usualmente en el labio inferior). Probablemente ocurre debido al contacto crónico con el sol y es especialmente prevalente en las personas de piel clara. La segunda zona más frecuentemente afectada es la lengua. Estos cánceres aparecen con más frecuencia a los lados y en los dos tercios traseros de la lengua. El fondo de la boca es el tercer lugar de mayor incidencia. Los cánceres del fondo de la boca y de la lengua son los más agresivos y resultan en el promedio de muertes más alto porque en esos lugares se extienden con frecuencia a los ganglios linfáticos y después a otras partes del cuerpo.

Las encías, el paladar y el interior de las mejillas son afectados con menor frecuencia. Sin embargo, los cánceres bucales también aparecen en esos lugares.

Advertencia: *No espere que el dolor le diga que algo malo está pasando. Si una herida en la boca no se cura en dos semanas, busque la opinión de su dentista. Un diagnóstico temprano puede salvar su vida.* Cuidado con las siguientes señales:

1. Una herida en los labios, encías o dentro de la boca que no se cura en dos semanas.
2. Sangre en la boca por razones desconocidas.
3. Adormecimiento o pérdida de la sensibilidad en cualquier parte de la boca.
4. Dolor o molestia en la garganta o boca sin causas conocidas.

5. Cualquier hinchazón en el cuello, paladar, labios o lengua.
6. Dificultad en masticar o tragar comida.

La ADA ofrece una excelente guía, escrita para el no profesional. Titulada la "Guía ADA para la Salud Dental" (ADA GUIDE TO DENTAL HEALTH), puede ser comprada enviando $3 a la American Dental Association, Order Department, 211 East Chicago Avenue, Chicago, Illinois 60611. El precio está sujeto a cambio sin previo aviso. La guía contiene un autoexamen para el cáncer bucal que es excelente.

El valor del autoexamen es el de detectar posibles problemas. Cuando surgen preguntas, su dentista es la mejor fuente de información sobre cualquier herida sospechosa en o alrededor de la boca y en la zona del cuello. Una de las técnicas que su dentista probablemente usará para detectar el cáncer es una biopsia. Esto significa tomar una muestra de tejido del área afectada de manera que el patólogo la examine al microscopio para determinar la clase de células presentes en dicha zona.

El patólogo bucal es primordialmente un recurso para los dentistas generales y los especialistas. El campo de acción se extiende desde la identificación del origen de las caries a enfermedades periodontales, síntomas bucales de enfermedades exóticas y la detección y cura de cánceres bucales.

5

CIRUGIA BUCAL

Su dentista general está capacitado para hacer la mayoría de los procedimientos dentales que requieren cirugía menor. Cualquier procedimiento quirúrgico, a pesar de ser simple, puede tener complicaciones, tales como hemorragias, dolor o infección. En casos raros, las complicaciones quirúrgicas dentales ponen en peligro la vida.

Algunos dentistas generales prefieren hacer la menor cantidad de cirugía posible porque están conscientes de los riesgos que conlleva incluso la cirugía menor. Es por eso que ellos prefieren enviar los pacientes que necesitan operarse a un experto en esa área, un cirujano bucal y maxilofacial. Un experto en esas áreas debe completar 3 años de entrenamiento después de la escuela dental. El cirujano bucal sólo hace procedimientos dentales que requieren algún tipo de intervención. Como esa cirugía es hecha estrictamente en las áreas del cuello y la cabeza, usted debe considerar a este dentista un especialista quirúrgico del cuello y la cabeza. Los cirujanos bucales hacen su trabajo en su consultorio.

Otra parte importante del entrenamiento y experiencia del cirujano bucal y maxilofacial es diagnosticar. El puede ser llamado para dar una opinión sobre la necesidad de la cirugía, como así también cuándo y cómo debe hacerse.

Los cirujanos bucales diagnostican no sólo las enfermedades, sino también las heridas y los defectos de nacimiento que afectan la boca, las mandíbulas y el cuello. Además, pueden administrar una variedad de sedantes (para calmar la ansiedad) y anestésicos que la mayoría de los dentistas generales u otros especialistas no están entrenados para dar.

Una gran parte del trabajo del cirujano bucal es extraer dientes. No todos los dientes pueden tratarse y en realidad incluso no es deseable salvarlos todos. Por ejemplo, a veces no hay espacio necesario para todos los dientes en la boca. En estos casos, un ortodoncista puede ser consultado y un cirujano oral removerá los dientes seleccionados para proveer espacio adecuado para los dientes restantes. Algunos dientes como los *terceros molares impactados* (muelas del juicio), necesitan ser extraídos. Este es el tema de la próxima sección de este capítulo.

¿Qué clase de cirugía mayor practica el cirujano bucal que necesite hospitalización? Antes de realizar cualquier operación el cirujano bucal debe investigar la historia médica y las condiciones actuales del paciente para tener la seguridad de que el mismo puede resistir una operación sin peligro. La edad del paciente, la actitud mental y el estado general de su salud deben tenerse en cuenta. Es necesario tomar precauciones especiales con los pacientes con problemas circulatorios o del corazón, diabetes, infecciones respiratorias y con las pacientes embarazadas.

Las fracturas y dislocaciones de huesos de la cara y/o las mandíbulas son tratadas frecuentemente por los cirujanos bucales y maxilofaciales. Las personas ancianas y los epilépticos con frecuencia sufren accidentes que requieren un cirujano bucal. Para tratar esas heridas, el mismo debe trabajar en la sala de operaciones de un hospital. Allí, el cirujano bucal atará y entablillará los huesos otra vez en su lugar. Una ventaja de los cirujanos bucales es que son dentistas y por ello entienden cómo deben estar colocados los dientes en una oclusión correcta. Esto puede ahorrar mucho tratamiento postoperatorio en rehabilitar la habilidad de morder después que se ha curado la herida.

A los cirujanos bucales les envían a veces pacientes que pueden tener cáncer. Por consiguiente, los mismos hacen muchas biopsias. Si el patólogo bucal informa que el paciente tiene cáncer, el cirujano bucal se convertirá en parte de un equipo para salvar la vida del paciente. El tratamiento del cáncer oral puede requerir cirugía extensa o terapia con radiación. En la mayoría de los casos el cirujano bucal es quien removerá una porción de la boca si es necesario. Esto puede incluir parte de la mandíbula, lengua o paladar. Todo esto origina mucho miedo, pero la única otra alternativa es la muerte.

El cirujano bucal también trata bebés con el labio leporino. El procedimiento quirúrgico es realizado muy poco después del nacimiento. La cicatriz generalmente desaparece cuando el niño crece. Los estudios muestran que un niño de cada mil nace con el labio leporino y hay evidencia que esta condición puede ser hereditaria.

El paladar hendido ocurre cuando hay una abertura directa entre el paladar y el fondo de la nariz. Cuando el bebé trata de comer, la comida sale por su nariz. El tratamiento para corregir este defecto de nacimiento es mucho más complicado que corregir el labio leporino. La operación para el paladar hendido se hace generalmente cuando el niño tiene entre un año y medio y dos años y medio de edad. En algunos casos, varias operaciones son necesarias para cerrar completamente el paladar.

Después de la operación, el niño necesitará terapia del lenguaje y ortodoncia. La rehabilitación completa requiere un grupo de especialistas que incluye un cirujano bucal, un ortodoncista, un protodoncista, un dentista general, un foniatra, un médico y a veces un psicólogo, un psiquiatra y un audiólogo.

LAS MUELAS DEL JUICIO: ¿ES SENSATO MANTENERLAS?

La Asociación Americana de Cirujanos Bucales y Maxilofaciales (AAOMS) recientemente presentó un trabajo en el cual declara que contrariamente a la creencia popular es "un tratamiento válido y científico extraer los dientes que están fuera de lugar en la línea normal de erupción o que nunca erupcionan (salen)". Esta declaración está basada en un criterio bien establecido sobre la necesidad de extraer estos dientes.

Los dientes más comúnmente recomendados para extraerse son los terceros molares, generalmente conocidos como las muelas del juicio. La operación es usualmente no más complicada que la extracción de otros dientes, siempre que el mismo esté en la posición adecuada. Por esta razón muchas veces estos dientes son extraídos por un dentista general usando anestesia local (por ejemplo, la Xylocaína).

Un cirujano bucal y maxilofacial generalmente extrae dientes que no están bien alineados y por lo tanto no erupcionan. El cirujano bucal usa con frecuencia la sedación general (sedación intravenosa).

A pesar de que el informe de la Asociación Americana de Cirujanos Bucales y Maxilofaciales "no propone la extracción indiscriminada de dientes no alineados o que no erupcionan", es importante actuar a tiempo porque cuando aparecen los síntomas hay muchos riesgos. Los riesgos deben ser siempre pesados contra los beneficios. Estos riesgos incluyen molestias excesivas, largos períodos de recuperación, tratamientos más costosos y peligro para la salud general del paciente, como así también daño a las raíces y soporte óseo de los dientes adyacentes.

Hay muchas posibles complicaciones que pueden aparecer al no extraer los terceros molares o las muelas del juicio; la infección y el dolor que la acompaña junto con la hinchazón están a la cabeza de la lista.

La *pericoronitis* es un tipo de infección de las más comunes que pueden ocurrir. La palabra "pericoronitis" significa una infección alrededor de la corona del diente.

Las muelas del juicio erupcionan (salen) en el *arco dental* (la cadena de hueso que sostiene los dientes en la boca) en forma muy lenta. A veces pasan años hasta que salen estos dientes a través de la encía. Otras veces nunca salen a causa de su posición. Cuando finalmente salen a veces no están alineados con las coronas de los otros dientes.

El borde de tejido que cae sobre el diente que erupciona lentamente puede actuar como trampa para alimentos y bacterias. Estos residuos pueden ser fuente de intenso dolor en el tejido e incluso infección en el hueso. Si la infección se convierte en severa, la mandíbula puede hincharse y causar una fiebre.

Si la infección se extiende al hueso que sostiene las raíces, puede hacerse muy seria y se llama *osteomielitis,* siendo difícil de tratar. Grandes cantidades de antibióticos son recomendadas por largos períodos de tiempo.

Un gran porcentaje de las muelas del juicio erupcionan con la corona apuntando en un ángulo hacia la raíz y/o la corona del diente adyacente. Esta erupción angular puede crear un espacio en forma de V entre la corona de la muela del juicio y la corona del diente adyacente, pudiendo atrapar alimentos y causar caries.

Otra razón para extraer las muelas que no han salido o son impactadas es porque la raíz del diente adyacente se disuelve. Esto ocurre cuando la muela del juicio se desarrolla en tal posición que la corona está dirigida hacia el diente adyacente. En esta posición, no puede salir por completo. Esta condición se llama impactación ósea porque la muela no sale del hueso. Este problema puede ocurrir sin síntomas perceptibles y, por lo tanto, sólo puede detectarse con radiografías del área.

La Asociación Americana de Cirujanos Bucales y Maxilofaciales recomienda que los pacientes consulten a sus dentistas o a un cirujano bucal antes que empiecen los problemas. Esto es practicar la odontología preventiva.

CIRUGIA ORTOGNATICA: ¿QUE ES?

La mayoría de la gente piensa en la ortodoncia para cambiar su apariencia, pero la misma se limita a cambiar la posición de los dientes a fin de mejorar su aspecto. La ortodoncia no puede corregir *malformaciones* de los huesos de la cara. Este tipo de cirugía, que se llama cirugía ortognática, es practicada por un cirujano bucal o maxilofacial en un hospital.

El problema más común que encuentran los pacientes que necesitan esta clase de cirugía es que las mandíbulas superior e inferior no tienen la misma medida. Esto es generalmente hereditario. El cirujano puede cortar la mandíbula superior y/o inferior y mover los segmentos de la misma hacia un lugar que permite un mejor funcionamiento de los dientes, y de este modo el paciente adquiere un perfil facial mejor. Hay también ciertas irregularidades en el esqueleto que requieren una intervención quirúrgica.

Si su hijo tiene un problema obvio, debe consultar un ortodoncista y un cirujano bucal y maxilofacial entre los seis y ocho años de edad. Primero, el especialista determinará si hay un problema en el crecimiento y desarrollo de la estructura facial (de la cara). Segundo, si se encuentra un problema, se prepara un plan de tratamiento para una corrección futura. Esto permite una intervención temprana para simplificar la corrección quirúrgica. Para cuando el niño tenga once o doce años, ciertos problemas como el mentón retractado y la mordida superpuesta pueden ser corregidos.

Esta intervención temprana le ahorra al niño el trauma de estar desfigurado durante la adolescencia. La cirugía puede ser un factor en transformar su apariencia adulta y, por consecuencia, tendrá un gran impacto en el resto de su vida. Los beneficios adicionales de la cirugía son la habilidad de respirar y comer mejor y pronunciar las palabras más claramente.

Los riesgos y costos son consideraciones que deben tenerse en cuenta antes de someterse a cirugía cosmética para cambiar los rasgos faciales. Es importante comparar los riesgos quirúrgicos con los beneficios a obtener. Recuerde que posiblemente la cirugía no le brinde los beneficios que espera. Es posible que lo que necesita cambiar sea su autoestima, cosa que ni la cirugía ni la ortodoncia puede corregir.

El cirujano bucal y el ortodoncista deben trabajar juntos para determinar cómo corregir mejor los problemas de los pacientes que necesitan cirugía ortognática. Estos compañeros de equipo usan modelos de yeso de los dientes y radiografías especiales para hacer sus cálculos antes de comenzar el tratamiento. El ortodoncista frecuentemente corrige la oclusión antes y después de la cirugía. El costo de este tipo de operación varía de acuerdo a la extensión del problema y al tiempo necesario para corregirlo.

Al igual que con cualquier otro procedimiento quirúrgico, el paciente es admitido al hospital la noche anterior a la operación. El procedimiento comprende hacer incisiones (cortes) dentro de la boca y mejillas para evitar heridas externas; además, se usan serruchos y taladros de alta velocidad para separar los huesos rápidamente. Las mandíbulas se atan juntas después de la operación para permitir la cicatrización en la nueva posición. Todo este proceso puede llevar varias horas para completar y la estadía del paciente en el hospital puede extenderse desde unos días hasta varias semanas, de acuerdo a la extensión de la operación. La cicatrización tarda de ocho a diez semanas, y una dieta líquida es necesaria durante este período ya que las mandíbulas están atadas una a la otra y no es posible masticar.

La cirugía ortognática es diferente de la cirugía plástica; la primera cambia el diseño de las mandíbulas y las estructuras que las rodean; los cirujanos plásticos operan fuera de la boca en tejidos suaves, incluyendo las orejas, los ojos y la nariz.

La belleza está en el ojo del que la mira. Los griegos de la antigüedad establecieron un criterio de la belleza clásica, y muchos cirujanos bucales y maxilofaciales como así también los cirujanos plásticos han adoptado un criterio similar para lo que ellos consideran la "cara perfecta". El mismo se describe a continuación: La cara debe ser cinco veces el ancho de un ojo; debe ser simétrica a ambos lados de la línea media vertical; las líneas paralelas a la línea vertical de la cara deben poder dibujarse desde el medio de la pupila del ojo hacia la esquina de la boca; y la distancia desde el comienzo del cabello hasta el puente de la nariz, desde el puente de la nariz hasta el medio del labio superior y desde este punto hasta el extremo del mentón deben ser iguales.

La cirugía ortognática no es para todo el mundo pero si es indicada para su problema puede hacer una gran diferencia con respecto a su autoestima.

IMPLANTES

Algunos pacientes tienen gran dificultad en usar las dentaduras postizas "convencionales" para reemplazar los dientes naturales. Un problema común que tienen estos pacientes es que la dentadura roza el tejido de la encía en ciertas áreas hasta llagarlo. Para ellos, un *implante* dentario puede ser la respuesta a sus problemas.

Los implantes son reemplazos metálicos que se fijan al hueso que antes sostenía los dientes naturales. Los implantes pueden también ser usados para reemplazar dientes individuales.

Por ejemplo, uno de mis pacientes tenía todos sus dientes sin ninguna caries, pero iba a necesitar que se le extrajera un diente frontal a causa de un accidente automovilístico. Generalmente, el mejor método para reemplazar un diente es con un puente. El problema con estos aparatos es que los dientes a ambos lados del diente a reemplazar deben perder gran parte de su estructura para acomodar las coronas necesarias para el puente.

Yo sugerí que el paciente antes mencionado viera a un cirujano bucal y maxilofacial para que reemplazara el diente con un implante. En estos procedimientos, primero el diente es extraído y un implante, usualmente hecho del metal *titanio* (mezcla del 90 por ciento de titanio, el 4 por ciento de vanadio y el 6 por ciento de aluminio), es insertado en la cavidad por varios milímetros de profundidad. El implante es un poste metálico que tiene pequeños orificios alrededor de su base que permite que el hueso crezca alrededor de los mismos. Después que el implante es insertado, el tejido sobre la herida es cocido quirúrgicamente. Las puntadas son removidas después de algunos días, pero el implante no se toca por un período de tres a seis meses para que cicatrice debajo de la encía. Después de un período de cicatrización, un diente de reemplazo hecho de un material inerte es encajado en el poste implante. El ejemplo anterior explica cómo se hace un implante individual y, hasta ahora, éste es uno de los métodos más exitosos documentados durante largos períodos de observación.

A veces, más de un diente e incluso un arco entero necesita ser reemplazado. En estos casos, el cirujano crea alvéolos "artificiales", perforando agujeros en el hueso que antes sostenía los dientes naturales. Para reemplazar un arco superior o inferior, cuatro postes son colocados: uno en aproximadamente cada diente canino y otro en aproximadamente el primer o segundo molar. Para un buen resultado, el cirujano debe dañar los tejidos en una forma mínima cuando estos alvéolos artificiales son creados.

Después de la cicatrización, una barra (o enlace) es colocada para conectar los cuatro soportes de la futura dentadura.

Los fracasos más serios en los implantes llevan a infecciones del hueso y/o la pérdida ósea de lo que resta del arco dental. Ambas complicaciones son bastante serias.

La ADA declara que los "implantes dentales no son para cualquier persona". Usted debe tener buena salud, tener huesos y encías sanos para sostener los implantes, estar psicológicamente preparado y no tener problemas financieros porque el procedimiento es generalmente más costoso en comparación con otros métodos para reemplazar dientes.

Si usted se decide por un implante, discuta con un dentista las técnicas a usarse, los problemas que puedan surgir, etc.; también considere una segunda opinión o hable con un miembro de la escuela dental local para saber quién es el mejor profesional para su caso en el área en que vive. Las escuelas dentales pueden ser también un lugar bueno y económico para someterse a un implante.

Cuando los dientes se pierden y las dentaduras postizas son usadas por mucho tiempo, el arco que sostenía los dientes se atrofia (disminuye) y hasta puede desaparecer con el tiempo. Por consiguiente, el uso de dentaduras totales o parciales puede ser un problema si no hay arco o hay poco para que las dentaduras se apoyen en el mismo. Los arcos son mantenidos por las raíces de los dientes. Hay dos soluciones posibles para el problema: Mantener las raíces de los dientes o encontrar una manera de aumentar lo que queda del arco. La primera solución será explicada en el capítulo 9 en la sección titulada "Sobredentaduras". La segunda solución, llamada *aumento del arco,* esta incluida en esta sección. Yo recomiendo que este procedimiento sea hecho por un cirujano bucal y maxilofacial.

Hasta hace poco, la gente que usaba dentaduras postizas tenía que someterse a cirugía mayor en un hospital para corregir el arco atrofiado. La otra opción era vivir con el dolor y los posibles problemas sociales asociados con las dentaduras flojas. Ahora los cirujanos bucales y maxilofaciales han adoptado un material llamado *hidroxiapatita* (abreviado HA) para reconstruir o aumentar los arcos atrofiados.

El HA está hecho del mismo material que forma hasta un 70 por ciento del hueso y un 80 por ciento de la estructura del diente. Un material sintético, HA ya se está usando desde hace varios años para unirlo con la estructura existente y así reconstruir el arco. El éxito en el uso de este material ha sido bien documentado en varios miles de casos.

La colocación del HA se hace ahora en el consultorio del cirujano. (Esto lo hace particularmente deseable para usarlo en el caso de los ancianos.) La colocación del material es relativamente simple. Primero, se hacen cortes en el tejido del arco dental y entonces el material HA es inyectado debajo del tejido para aumentary cubrir el arco y también protegerlo. El material se une al hueso, no se reabsorbe ni es tóxico, y no causa irritación del tejido. Las complicaciones quirúrgicas son raras y las nuevas dentaduras pueden colocarse entre cuatro y seis semanas después del procedimiento.

Recuerde, la sustancia HA es todavía experimental, y no todos los casos son exitosos. Hable con su dentista sobre las ventajas y desventajas antes de comenzar un tratamiento.

6

ORTODONCIA

La ortodoncia es la rama de la odontología que se dedica a la detección, corrección, prevención y estudio de irregularidades y deformaciones de los dientes, la cara y las mandíbulas. El especialista en este campo se llama ortodoncista y recibe dos o mas años de educación especializada después de la Escuela de Odontología en un programa de entrenamiento en ortodoncia aprobado por la ADA para poder tratar efectivamente casos complejos y difíciles de la especialidad.

La ortodoncia incluye el tratamiento de las *maloclusiones;* ¿qué es esto? Una maloclusión ocurre cuando el paciente tiene dientes en mala posición. En otras palabras, cuando los mismos no encajan correctamente cuando las mandíbulas están cerradas. Esto puede ocurrir porque los dientes están en mala posición en una o ambas mandíbulas, o bien porque las mandíbulas son desiguales con respecto al tamaño.

Las maloclusiones pueden causar deformidades de la cara y/o las mandíbulas (por ejemplo: dientes frontales sobresalientes). Las deformidades de la cara y/o las mandíbulas también pueden producir maloclusiones (por ejemplo: el paladar hendido que es una abertura entre el paladar y el fondo de la nariz). Si las mandíbulas son desiguales, el ortodoncista a veces trabajará conjuntamente con un cirujano bucal y también especializado en problemas maxilofaciales (ver el capítulo 5) para corregir la posición incorrecta o el tamaño de las mandíbulas a fin de cambiar la estructura y apariencia de la cara.

¿Cuántas personas tienen maloclusiones? Varios estudios publicados en la literatura profesional sobre el tema han indicado que el 50 por ciento de la población necesita alguna forma de ortodoncia.

¿Cómo ocurren las maloclusiones? Algunas son hereditarias y pueden transmitirse por generaciones; otras pueden ser adquiridas. Las causas incluyen la pérdida temprana de dientes a causa de caries avanzadas, los hábitos de chupar (por ejemplo, los niños al chuparse el dedo pulgar), los hábitos inadecuados al morder (por ejemplo, morderse el labio) o incluso una postura inapropiada; éstas son sólo unas causas. ¿La postura? Sí, algunos expertos piensan que ciertas posturas al dormir pueden producir presión en las mandíbulas y afectar la oclusión.

¿Cuál es el tratamiento modelo para las maloclusiones? Rigen las mismas consideraciones y beneficios para la ortodoncia de niños y de adultos. En ambos casos, el tratamiento se realiza para mejorar la posición de los dientes. En el tratamiento mediante la ortodoncia, cualquiera que sea la edad, el tejido óseo es el que se encuentra comprometido. El hueso responde con facilidad si se le aplica presión. De esta forma, la presión de la ortodoncia sobre los dientes produce cambios en el hueso que conducen a su reubicación. La edad tiene poco efecto en los resultados que se obtienen con la ortodoncia.

El tratamiento posee un inconveniente doble. Existe un malestar inicial con los dientes doloridos una vez que son colocados los frenos en los dientes y cada vez que son reajustados periódicamente. Generalmente, aparece también una sensación de timidez por usar los frenos. Al principio, pueden resultar incómodos al hablar o al masticar. Se necesita perseverancia y dedicación para ser un paciente con ortodoncia. La *flexibilidad* es la palabra clave. Usted deberá cooperar plenamente con su ortodoncista para asegurar que tanto usted como él logren sus objetivos.

Los beneficios incluyen una boca más saludable. Sus dientes tienen más posibilidades de durarle toda la vida si están ubicados en su lugar correcto. Esto facilita la limpieza. Los dientes bien alineados también mejoran el aspecto de la cara. De esto modo se acrecienta la autoestima.

La duración de un tratamiento de ortodoncia en un adulto depende de la complejidad del mismo. Contando con la más absoluta colaboración, el tratamiento activo puede durar desde algunos meses hasta dos o más años. Pero inclusive luego de haber completado un tratamiento activo, usted necesitará ver al ortodoncista periódicamente para mantener los dientes en su nueva posición. Usted probablemente necesite usar un soporte (un dispositivo removible para mantener los dientes en su posición correcta).

El costo de un tratamiento de ortodoncia para adultos depende del tiempo que lleve el mismo. Esto está en relación directa con la severidad de su problema. El único modo de conocer su valor es consultarlo con el ortodoncista.

A usted le interesará saber que el precio de la ortodoncia no ha aumentado tan rápidamente como el costo de otros tipos de cuidado dental o médico. Existen varias compañías de seguro dental que ayudan a pagar el tratamiento del adulto. Esto reduce aun más los costos.

Para determinar su necesidad de ortodoncia, el especialista probablemente realizará modelos (réplicas de sus dientes en yeso), tomará radiografías de sus dientes y cabeza y fotografías en color de su cara y dientes. Los ortodoncistas generalmente toman radiografías especiales llamadas *radiografías laterales de cabeza* para determinar su perfil facial y la posición de sus dientes. Utilizando estos recursos diagnósticos el ortodoncista planeará un tratamiento adecuado a sus necesidades.

Si es necesaria la ortodoncia, los frenos "comunes" o inmóviles son fijados a los dientes de dos maneras. Primero, las *bandas de ortodoncia* pueden cementarse en los dientes. Luego un *arco de alambre* se fija a las bandas. El ajuste del arco de alambre produce tensión en los dientes. Dicha tensión gradualmente colocará a los dientes en su correcta ubicación.

Segundo, los frenos inmóviles pueden fijarse empleando *soportes.* Estos pueden emplearse en lugar de bandas. Tanto los soportes como las bandas de ortodoncia pueden fijarse a los arcos de alambre cumpliendo la misma función. ¿Qué es un soporte? Es una placa fina de metal que se fija en el frente de los dientes mediante un material dental transparente que se graba con ácido en el diente. Ahora existen soportes del mismo color que los dientes que se fijan del mismo modo que los de metal. Para que estos soportes coloreados sean más estéticos, un alambre más fino (y más frágil) se conecta a ellos.

Estos soportes coloreados se notan menos que los de metal. El problema mayor es su fragilidad y el costo de reemplazarlos. Consulte a su ortodoncista antes de entusiasmarse demasiado con esta idea.

Como afirmamos en la sección anterior, los soportes o bandas con arco de metal son los principales responsables de colocar a los dientes en su posición correcta dentro de la arcada dental. La alineación correcta en la arcada dental superior o inferior se logra por la fuerza ejercida sobre los dientes mediante un arco de alambre. Además, se colocan bandas elásticas (llamadas *elásticos* por su ortodoncista) sobre los dispositivos de la ortodoncia para obtener la alineación deseada. Los elásticos dirigen las fuerzas de los arcos de alambre. Ejercen su fuerza cuando se estiran y cuanto más estiramiento, mayor es la fuerza. De este modo, el rendimiento de los elásticos depende de las fuerzas activas.

Muchos pacientes se quitan los elásticos cuando comen, de lo contrario no pueden masticar bien. Algunas veces los pacientes olvidan renovar los elásticos o los pierden. Los elásticos se deterioran con el uso y deben ser reemplazados frecuentemente. Para un tratamiento efectivo el paciente debe colaborar. La cooperación consciente y consecuente es el único camino para un resultado exitoso.

¿Cuándo se debe comenzar un tratamiento de ortodoncia? ¿Quién debe realizar el tratamiento? El tratamiento puede comenzar a cualquier edad. Algunas veces se pueden reducir los problemas de ortodoncia en los niños realizando un tratamiento *interceptivo.* Esto quiere decir enfrentar el problema antes que se agrave y requiera un tratamiento prolongado cuando el niño sea mayor. Esta atención podrá realizarla el dentista general, quien está entrenado en la prevención de los problemas de ortodoncia y en el tratamiento de irregularidades sencillas en la posición de los dientes.

Su hijo debe ser examinado por un ortodoncista a los 7 años si es que existe alguna duda. Esta es la edad en que los dientes permanentes comienzan a reemplazar los "dientes de leche".

La decisión de quién debe tratar un caso es algunas veces controvertible. Es importante saber que la ortodoncia es una rama de la odontología que puede ejercer el dentista general, pero no siempre será lo mejor para usted que él haga esta clase de trabajo. Por supuesto que existen diferencias en el nivel de formación y experiencia de un dentista general y de un ortodoncista. Debido a esto también puede variar la calidad del trabajo. El mejor consejo que puedo ofrecerle es que consulte un ortodoncista. Si le parece que usted o algún miembro de su familia necesita ortodoncia, puede ser el dinero mejor invertido. El ortodoncista puede comunicarse más adelante con su dentista general para coordinar de qué manera intervendrá este último en su tratamiento de ortodoncia.

Una forma de encontrar un dentista con las credenciales adecuadas es dirigiéndose por carta a la Asociación Americana de Ortodoncistas (AAO), 460 North Linderbergh Boulevard, St. Louis, Missouri 63141. O bien usted puede llamar por teléfono gratuitamente al (800) 358-5858, o pagando al (314) 993-1700.

Si usted llama o escribe a la Asociación Americana de Ortodoncistas (AAO) pregunte por los folletos informativos que ofrecen. Estos informan sobre los seguros dentales de ortodoncia de bajo costo y contienen una lista de ortodoncistas reconocidos cercanos a su domicilio (por lo general, son ortodoncistas que poseen el mismo código postal que usted).

Otra forma de verificar si su dentista es un ortodoncista de experiencia es fijándose si posee el distintivo de la AAO. Este también es usado en Canadá.

Ahora veamos cómo determinar si usted o su hijo necesita ortodoncia y qué beneficios se pueden obtener.

COMO SABER SI USTED O SU HIJO NECESITA DISPOSITIVOS CORRECTIVOS (FRENOS)

Si su hijo no posee una sonrisa agradable porque tiene los dientes torcidos, la ortodoncia puede resolver todo o parte del problema. No solamente podrá

Member
American Association of
Orthodontists

Figura 6

ayudar a enderezar los dientes de su hijo, sino que además le mantendrá intacta su autoestima al mejorar su aspecto. El habla del niño también puede estar afectada por una maloclusión severa, y éste es otro motivo más para tratarlo.

Las posiciones insólitas de los dientes, como los dientes superpuestos o amontonados, pueden conducir a un aumento de caries, desgaste prematuro de los dientes y molestias al morder. Esto puede llevar a dificultades al realizar los cuidados dentales adecuados (cepillado y empleo del hilo dental) y a la pérdida prematura de los dientes.

Una dentadura que no trabaja en conjunto y adecuadamente puede ocasionar dolor en los dientes o en la TMJ *(articulación temporomandibular)*. Esta es la articulación que conecta el maxilar superior con el inferior. El dolor localizado en un diente causado por posiciones anormales de los dientes puede ser corregido hasta cierto límite mediante el *equilibrio de la oclusión*. Esto significa que su dentista puede pulir el diente hasta obtener una oclusión balanceada con los dientes adyacentes. Pero esto sería como tomar una aspirina para un tumor de cerebro. El origen del problema no estará resuelto. A un nivel más general una maloclusión puede producir dolor de cabeza, cuello, dientes y cara. Esta entidad patológica se denomina técnicamente *disfunción TMJ*. Se discutirá más adelante sobre este tema en el capítulo 11.

Existen otros dos aspectos de la maloclusión que pueden afectar su salud. Algunas veces se puede comprometer la respiración. Mucha gente que necesita ortodoncia tiende a respirar por la boca, lo que reseca el delicado tejido de las encías, produciendo enrojecimiento e inflamación.

Una oclusión inadecuada también puede afectar la masticación. Si los dientes frontales no muerden correctamente, los pacientes necesitan cortar o romper en pedacitos sandwiches, frutas o vegetales. En otras palabras, los dientes frontales superiores e inferiores no trabajan juntos. Masticar bocados de comida con un mínimo número de dientes que muerden juntos impide una digestión correcta.

A continuación se presenta una lista de indicadores para quien crea que puede necesitar un tratamiento de ortodoncia. Estos problemas afectan las funciones y el aspecto de los dientes.

1. Quizás lo primero que se le ocurra cuando se menciona un ortodoncista sean los dientes protuberantes. Esto puede originarse por chuparse el pulgar o empujar con la lengua (haciendo fuerza contra los dientes al tragar). Los ortodoncistas denominan esta maloclusión *protuberancia superior,* la que si no se corrige puede llevar a respirar por la boca, a enfermedad periodontal y probablemente a infecciones pulmonares.
2. La superficie externa de los dientes superiores debe encimarse levemente sobre la superficie externa de los dientes inferiores cuando los dientes muerden normalmente. Si esta relación natural no existe, la maloclusión se denomina *mordida cruzada.* Esto algunas veces es más marcado en los dientes frontales. Por lo general, la persona con este tipo de problema tiene una expresión de enojo.
3. La línea media entre los incisivos centrales superiores e inferiores debe estar alineada. Si esto no sucede se llama técnicamente *línea media desplazada.*
4. Los dientes deben trabajar en unidad. No hay funcionamiento correcto si hay un espacio entre las superficies de mordida de los dientes frontales o posteriores cuando muerden en conjunto. Esto se denomina *mordida abierta.* Si no se corrige a tiempo puede resultar en una enfermedad gingival o periodontal.
5. Algunas veces los dientes frontales superiores están ubicados muy lejos de los dientes frontales inferiores. Esto puede ser tan grande que los dientes inferiores muerden el techo de la boca. Si la *mordida superpuesta* no es corregida puede llevar a enfermedad periodontal.
6. La *separación* puede ser el resultado de la falta congénita de dientes, dientes extraídos o de poco tamaño. En esencia, hay demasiado arco dental para acomodar ya sea el número o el tamaño de los dientes; este espacio permite que se deposite comida entre los mismos. Si no se corrige este problema puede llevar a enfermedad periodontal.

Si usted detecta cualquiera de estos problemas, ¿cómo saber si necesita ortodoncia? Esta es una decisión personal. Algunos son problemas obvios. Muchos necesitan consultar con el ortodoncista. Luego de considerar los costos sobre los beneficios que usted o su hijo pueden obtener de un tratamiento de este tipo, la decisión final depende de usted, el padre o la madre.

Es más sencillo usar ortodoncia cuando se es niño o adulto joven, pero el tratamiento de ortodoncia puede realizarse en cualquier momento de la vida. De hecho, cada vez es más común este tipo de tratamiento en los adultos. Un estudio reciente indica que el 25 por ciento de los tratamientos de ortodoncia se realizan en los adultos. Muchos adultos están sometiéndose a este tipo de tratamientos porque sus familias no pudieron afrontar los gastos cuando eran jóvenes. En el caso de la ortodoncia, pocas veces es demasiado tarde para comenzar un tratamiento.

DISPOSITIVOS CORRECTIVOS ESTETICOS

Existen dos tipos de dispositivos para la ortodoncia, con una gran cantidad de variaciones. Hay *dispositivos fijos* y *móviles* (frenos). Ya hemos tratado los frenos o "comunes". Discutamos ahora los frenos estéticos comenzando con un reconocimiento de los dispositivos móviles. Algunos dispositivos móviles se mantienen en su lugar mediante ganchos que se ajustan sobre determinados dientes. Otros dispositivos móviles emplean bandas que se ajustan en la cabeza. No hay nada nuevo acerca de este último concepto.

Los ortodoncistas emplean dispositivos móviles como las *conexiones,* para ayudar a mantener los dientes en su nueva ubicación luego que han sido retirados los frenos fijos.

Ultimamente se ha hecha mucha publicidad respecto a los dispositivos que pueden quitarse en las ocasiones en que se está en público. Esto elimina los frenos comunes que deben usarse en el transcurso del tratamiento completo. Aunque algunos pacientes se ven atraídos por este adelanto, existe un problema. La Asociación Americana de Ortodoncistas (AAO) establece que cuando se usan los dispositivos móviles "es casi siempre necesario terminar el tratamiento con frenos convencionales".

Los dispositivos móviles ocupan su lugar en el tratamiento. En lugar de ejercer presión directamente sobre los dientes como hacen los frenos convencionales, los móviles se emplean para cambiar la estructura de los maxilares y/o la cara y para retener (con un soporte) los dientes reubicados. Es importante recordar que los dispositivos móviles pueden emplearse antes o después que se han colocado los frenos comunes, pero muy pocas veces se usan para reemplazar los mismos.

Los frenos estéticos fijos se colocan en la cara del diente que entra en contacto con la lengua. A diferencia de los frenos convencionales que se colocan en el frente del diente, estos frenos tiran en vez de empujar al diente hacia su posición correcta. El concepto es simple. Los soportes se cementan en la cara posterior de los dientes frontales hasta los premolares. Luego el arco de alambre se fija a los soportes.

La ventaja de estos frenos es que no se ven desde el frente. Sin embargo, poseen numerosas desventajas. Por ejemplo, irritan la lengua, son más caros porque necesitan más visitas y no pueden emplearse en algunos tipos de maloclusiones porque la ubicación de los soportes no le permitirá al paciente juntar los dientes. Una vez más, hable de este teme con su ortodoncista si usted está interesado en este aspecto del tratamiento. Comprenda que este tipo de frenos no es fácil de colocar.

DISPOSITIVOS CORRECTIVOS MAGNETICOS

Como explicamos, la presión de los elásticos en los dispositivos fijos es la técnica más común que emplean los ortodoncistas para realinear los dientes. Pero los ortodoncistas han comenzado a experimentar con nuevos caminos como métodos alternativos para mover los dientes. Estos nuevos métodos emplean imanes que reubican los dientes.

¿Cuáles serían las ventajas de emplear imanes? La ventaja más importante requiere la colaboración. Los imanes son colocados por el ortodoncista, y el paciente no los remueve entre visitas. La acción del imán es justamente la opuesta a la de los elásticos. Cuanto más juntos están los imanes, mayor es la fuerza ejercida en los dientes para que se muevan. Cuanto menos se estiran los elásticos, menor es la fuerza ejercida. ¿Interesante?

Los primeros experimentos con sistemas de ortodoncia magnética emplearon imanes de AlNiCo (Aluminio-Níquel-Cobalto). Estos estudios fueron muy estimulantes. Hoy los imanes se hacen con *Samario Cobalto* (SmCo). Los imanes de SmCo poseen propiedades superiores a los de AlNiCo. Los de SmCo producen la fuerza apropiada, son biológicamente aceptables y pueden ser cortados en trozos muy pequeños. Sus propiedades magnéticas tienen pocas posibilidades de afectarse por la comida o los cambios de temperatura.

Los imanes de SmCo pueden colocarse en la superficie facial (del lado de la mejilla), en la superficie lingual (del lado de la lengua) o en ambas caras del diente. Estos imanes se cubren por lo general con una resina inerte para que los proteja de cualquier fuerza de impacto como la de la mordida. Esta cobertura también protege a la cavidad oral de cualquier producto corrosivo que pueda penetrar en el organismo. Algunos investigadores consideran esta última observación extremadamente importante. Ellos llaman la atención a los efectos tóxicos de la corrosión del cobalto. Sus estudios han demostrado una gran tendencia de los imanes SmCo a corroerse con la saliva. El cobalto es conocido como veneno para los tejidos. La mejor manera de solucionar este problema es recubrir estos imanes antes de la inserción.

Otros estudios no muestran ningún peligro de toxicidad del cobalto. El Dr. Abraham Blechman de la Universidad de Columbia ha controlado a muchos pacientes con frenos magnéticos. Haciendo un análisis de orina y de sangre cada seis meses, encontró que los pacientes tenían cantidades de cobalto normales o bien por debajo de lo normal.

Los frenos magnéticos son algo llamativo y un nuevo camino en el tratamiento ortodóncico. En cuanto a la seguridad y efectividad, hasta ahora los resultados han sido muy positivos. Los pacientes no se han quejado de dificultades durante el desplazamiento de los dientes, cosa que no ocurre con el tratamiento ortodóncico que usa elásticos. Tampoco ha habido casos de patología derivados del uso de dispositivos ortodóncicos magnéticos.

Por favor, no se apure por pedirle a su ortodoncista que le coloque frenos magnéticos. Todavía su uso se considera experimental. Más investigación es necesaria antes que esta forma de ortodoncia se convierta en un tratamiento común y corriente. No obstante, su uso puede ciertamente estar en el futuro del tratamiento ortodóncico.

7

ODONTOLOGIA PEDIATRICA

Los dentistas generales pueden solucionar la mayoría de los problemas de su hijo. Pero muchos niños son tratados por *dentistas pediátricos* hasta que llegan a los doce años de edad que es cuando casi todos han perdido sus "dientes de leche" y adquirido sus dientes permanentes a excepción de la muela del juicio (tercer molar). La decisión de llevar a su hijo al dentista general o al dentista pediátrico es muy similar a la elección de un médico especializado en práctica general o en pediatría.

Los dentistas pediátricos son especialistas en el cuidado dental de los niños y en el crecimiento y desarrollo de la estructura facial y dental de los mismos. Estos especialistas han completado dos años de entrenamiento después de la escuela dental en un programa reconocido por la ADA. Gracias a su entrenamiento especial, tienen la habilidad de detectar un problema relacionado con los dientes que su hijo puede tener y que ha pasado inadvertido por el dentista general. También tienen entrenamiento para manejar a los niños y asegurar que su experiencia dental sea positiva. Algunas veces, un niño puede tener problemas médicos o emocionales, problemas físicos, un plan de tratamiento complejo o ser difícil de manejar. En estos casos, su hijo se beneficiará de la habilidad de un dentista pediátrico.

Usualmente los consultorios de odontología pediátrica tienen muebles, adornos en las paredes y otros atractivos montados para los niños. También tienen un equipo dental pequeño de manera que puede acomodarse fácilmente a la boca pequeña de los niños.

La mayoría de los odontólogos pediátricos recomiendan que los niños comiencen sus visitas al dentista cuando tienen alrededor de dos años de edad. La identificación de problemas dentales antes de que avancen es la clave para prevenir tratamientos costosos y dolorosos en el futuro.

La primera experiencia dental de su hijo debe ser agradable. Los expertos en este campo han descubierto que lo mejor es no apurar al niño para que se deje tratar. En realidad, el primer contacto debe ser una presentación al dentista (y quizás al higienista); el niño puede sentarse en el sillón dental, tocar los instrumentos y ver cómo el sillón sube, baja y se reclina hacia atrás. El dentista entonces puede contar los dientes de un niño cooperativo. A pesar de que no se comience el tratamiento en est visita temprana, el dentista tiene la oportunidad de estudiar el crecimiento y desarrollo dental del niño. ¡Esto es importante!

La idea es no asustar al niño presentándole a muchas experiencias nuevas muy rápidamente. Dele a su hijo una idea positiva de la odontología y del dentista; nunca lo amenace con ver al dentista como forma de castigo o diga que siente mucho que tenga que visitarlo. Explíquele que visitar al dentista ayuda a mantener una buena salud. Además, las visitas regulares ayudan a que el niño tenga una actitud positiva con respecto al cuidado regular. Esta actitud positiva durará toda la vida en la mayoría de los casos.

Después de la primera visita, el dentista explicará lo que encontró y propondrá el tratamiento; también discutirá con el padre o la madre el cuidado dental en el hogar, la dieta y cómo la misma puede influir en la salud dental futura, qué suplementos de fluoruro pueden ser necesarios, etc.

Contar los dientes de su hijo a medida que aparecen y anotar la fecha de erupción es uno de los servicios dentales más importantes que usted puede hacer por su hijo. Los cuatro incisivos inferiores son generalmente los primeros "dientes de leche" en aparecer. Estos cuatro dientes son también los primeros en caérsele, dejando espacio para los dientes permanentes. A continuación aparece una tabla para referencia a fin de controlar la erupción y la caída de los dientes de su hijo.

ERUPCION Y CAIDA DE LOS "DIENTES DE LECHE"

Erupción y caída de los dientes superiores

Incisivo central	7 meses	7 años
Incisivo lateral	9 meses	8 años
Canino o cúspide	18 meses	11 años
Primer molar	14 meses	10 años
Segundo molar	24 meses	10 años

Erupción y caída de los dientes inferiores

Incisivo central	6 meses	6 años
Incisivo lateral	7 meses	7 años
Canino o cúspide	16 meses	9 años
Primer molar	12 meses	10 años
Segundo molar	20 meses	11 años

Su hijo debe tener veinte "dientes de leche" al llegar a los dos años. Hable con su dentista si esto no ocurre y así evitará problemas que puedan ser muy costosos de corregir en la vida futura de su hijo.

ERUPCION DE LOS DIENTES PERMANENTES

Erupción superior

Incisivo central	7-8 años
Incisivo lateral	8-9 años
Canino o cúspide	11-12 años
Primer bicúspide	10-11 años
Segundo bicúspide	10-12 años
Primer molar	6-7 años
Segundo molar	12-13 años
Tercer molar	17-21 años

Erupción inferior

Incisivo central	6-7 años
Incisivo lateral	7-8 años
Canino o cúspide	9-10 años
Primer bicúspide	10-12 años
Segundo bicúspide	11-12 años
Primer molar	6-7 años
Segundo molar	11-13 años
Tercer molar	17-21 años

Debido a que los dentistas pediátricos son especialistas en el crecimiento y desarrollo, su hijo debe visitar a uno de ellos si tiene dientes que no están saliendo de acuerdo con la tabla anterior, o bien si su hijo tiene limitaciones físicas o emocionales. La próxima sección de este capítulo explicará con más detalle por qué los "dientes de leche" son importantes.

¿POR QUE SON IMPORTANTES LOS "DIENTES DE LECHE"?

No es siempre clara para los padres la razón por la cual los "dientes de leche" ("baby teeth") no deben ser extraídos. Estos dientes empiezan a aparecer alrededor de los seis meses, y el niño los retiene hasta los once o doce años. Esto va más allá de la infancia. Los "dientes de leche" guían los dientes permanentes a su posición adecuada. La pérdida temprana de un diente de leche hará que el diente adulto salga torcido o en un lugar inadecuado del arco dental. El niño puede necesitar tratamiento ortodóncico para enderezar estos dientes. Esperar corregir la situación cuando el niño sea mayor puede consumir más tiempo y dinero que una intervención temprana.

La mayoría de los ortodoncistas que entrevisté estiman que la pérdida prematura de los "dientes de leche" es la razón por la cual es necesaria la ortodoncia en por lo menos el treinta por ciento de los casos. Si se hace necesario remover algún "diente de leche", hable con su dentista para mantener el espacio abierto hasta que salga el diente permanente correspondiente.

Las caries y la pérdida de los "dientes de leche" pueden causar una falta de apetito. Los alimentos que son duros, calientes o fríos pueden ser más difíciles de comer. Otros problemas adicionales pueden ser: dificultad en hablar y pérdida de la autoestima.

Estudiar y entender el crecimiento y el desarrollo de su hijo es la clave para evitar problemas que de otro modo harán necesario el tratamiento ortodóncico en el futuro.

El dentista al cual lleva a su hijo debe conocer los hábitos del mismo como: chuparse el dedo pulgar, apoyar la lengua contra los dientes al hablar, amígdalas o glándulas adenoideas inflamadas, etc.

La ADA auspicia una campaña nacional llamada El Mes de la Salud Dental Infantil durante el mes de febrero de cada año. La campaña sirve para alertar a los padres sobre la salud dental de sus hijos. Durante la misma, muchos dentistas de organizaciones estatales donan su tiempo para examinar y educar a niños y padres sobre la salud dental infantil. También se pueden obtener materiales educacionales de su dentista general o especialista. Además, la ADA le enviará, sin cargo alguno, copias de panfletos sobre temas de interés si usted escribe directamente a ADA, Bureau of Health and Audiovisual Services, 211 East Chicago Avenue, Chicago, Illinois 60611.

No hay excusas para ser un padre mal informado.

MATERIALES SELLADORES PARA LOS DIENTES DE SU HIJO

Hasta hace poco, los métodos para prevenir la aparición de las caries en la superficie de masticación de los dientes eran de carácter experimental e incierto.

Tanto como el ochenta por ciento de las caries ocurren en la superficie de masticación de los dientes, y alrededor del noventa por ciento de las mismas son prevenibles. La tecnología está disponible para prevenir las caries en esas superficies con el uso de materiales selladores llamados selladores de depresiones y surcos. Estos materiales han sido aprobados por la ADA.

Ahora bien, ¿qué es un material sellador? Debido a irregularidades en la superficie de masticación de los dientes, es imposible para el paciente, higienista o dentista limpiar cada superficie totalmente. Por consiguiente, las partículas de alimentos y bacterias atrapadas en esta área frecuentemente originan caries. La ADA recientemente aprobó un material llamado Bis-GMA.

El método de aplicación es simple. Primero, el diente es limpiado por el dentista o higienista; entonces una solución ácida suave es aplicada para grabar al agua fuerte la superficie. Este grabado es necesario para una adhesión buena entre la estructura del diente y el sellador. El sellador es entonces pintado en el diente y se deja secar. El costo medio de este proceso es entre $10 y $40 por diente de acuerdo a cada caso. Para asegurar que la efectividad del tratamiento continúe, el paciente debe ver al dentista periódicamente.

Los niños son los que más pueden beneficiarse de los selladores. En la actualidad, los dientes más recomendados para sellarse son los nuevos dientes traseros. También algunas veces el tratamiento se aplica a los adultos y ésta es un área de intensa investigación en el campo dental.

Las encuestas demuestran que sólo uno de cada diez consultorios dentales usan selladores. Sea persistente si usted está interesado en obtener más información de un consultorio dental en su área. Los beneficios a obtener compensan el tener que hacerse el tratamiento.

TETRACICLINA Y LOS DIENTES DE SU HIJO

Los padres deben estar alertas que las tetraciclinas (un grupo de antibióticos recetados frecuentemente) pueden causar la decoloración de los dientes. Más de dos mil patentes para diferentes miembros de este grupo de antibióticos han sido aprobadas desde que fueron introducidas a la medicina en 1948.

Las tetraciclinas han sido usadas para problemas médicos diversos, desde las infecciones pulmonares y urinarias hasta el acné. También son usadas con frecuencia en la odontología para tratar la *periodontitis* y algunas formas de *gingivitis,* como así también en el tratamiento de dientes con abscesos.

Estos antibióticos son seguros y efectivos, pero vienen con la siguiente advertencia: Las tetraciclinas no deben ser usadas por madres que amamantan a sus hijos o por mujeres embarazadas durante la última parte de la gestación (ver el capítulo 1). Además, no deben ser indicadas para niños de ocho años o menos. La mayoría de los médicos reconocen esta precaución. La cantidad de tetraciclina pasada al bebé al ser amamantado puede causarle decoloración de los dientes.

Las tetraciclinas, en muy raros casos, pueden ser necesarias para salvar la vida de su hijo o su propia vida. La decoloración de los dientes es un precio muy bajo que pagar comparándolo con una vida. Las autoridades médicas dicen que una madre que amamanta a su hijo puede tomar precauciones antes de tomar tetraciclinas a fin de prevenir daño a los dientes de su hijo. Ella debe dejar de amamantar a su hijo mientras toma la tetraciclina y volver a hacerlo después de cuarenta y ocho horas de haber tomado la última dosis. Esto da tiempo a que el antibiótico ya haya salido del cuerpo de la madre.

El grado y la naturaleza de la decoloración dental producida por la tetraciclina depende de muchos factores, incluyendo el dosaje, la duración de la medicina, el tipo de tetraciclina usada y el grado de desarrollo dental del bebé cuando fue dado el antibiótico.

La razón por la cual las tetraciclinas causan la decoloración dental está bien documentada. En palabras simples, las tetraciclinas se combinan con el calcio en el diente en desarrollo y pasan a formar parte de la estructura dental. El único beneficio que se obtiene es que los dientes decolorados parecen ser más resistentes a las caries que los que no lo están.

¡No guarde tetraciclinas viejas! No solamente puede usted dañar los dientes de su hijo, sino que también usted y él pueden enfermarse seriamente. Si las tabletas pasaron la fecha de expiración, tírelas. Otros antibióticos simplemente pierden su potencia después de expirar la fecha de vencimiento, pero las tetraciclinas se transforman en tóxicas y venenosas.

HERIDAS DE LOS DIENTES DE SU HIJO

"Mamá, me caí de la bicicleta y se me cayó uno de los dientes de delante. ¿Qué debo hacer?" Billy está parado en la puerta de entrada llorando y sangrando. Este es uno de esos momentos cuando el miedo se transforma en pánico para muchas madres.

La ADA estima que para cuando los niños terminan la escuela secundaria, uno de cada tres varones y una de cada cuatro mujeres han experimentado algún tipo de herida traumática en sus dientes. Esas heridas pueden ser causadas por caídas, accidentes de automóvil, deportes y un sinnúmero de otras causas.

Esencialmente, hay cuatro tipos de heridas dentales, con algunas subcategorías, y son las siguientes:

1. LUXACION—Herida en la cual un diente ha sufrido un golpe. El mismo puede no haber salido de su lugar, en cuyo caso el término usado es herida de impacto. En el caso de una herida de desplazamiento, el golpe ha aflojado el diente pero no hasta el punto de arrancarlo.
2. AVULSION—El diente ha sido completamente arrancado del alvéolo.
3. INTRUSION—El diente ha sido empujado más profundamente en el alvéolo como resultado del golpe.
4. FRACTURA—El diente se ha roto. Una fractura de corona significa solamente una rotura en la parte del diente arriba de las encías. Las mismas pueden variar desde un pequeño astillazo (esto incluye el noventa por ciento de las heridas) hasta la exposición de la pulpa (la parte central del diente). Una fractura de raíz es una rotura en la estructura del diente debajo de las encías.

¿Qué debe hacer si su hijo recibe alguna de estas heridas? ¿Qué puede esperar del dentista?

Póngase en contacto con el dentista lo antes posible. Incluso un pequeño astillazo que aparentemente puede ser reparado fácilmente puede resultar en la muerte de la pulpa. En otras palabras, usted puede encontrarse con un absceso dental.

En realidad, un diente que ha recibido un golpe fuerte sin fracturarse tiene más probabilidades de desarrollar un absceso que otro en el cual la raíz se ha fracturado.

Si el diente está flojo o ha sido arrancado y reemplazado en el alvéolo, el dentista querrá estabilizarlo. Esto se hace enganchando temporariamente el diente flojo al diente adyacente, un proceso llamado entablillamiento, que dura entre siete y catorce días.

Cuando el diente es arrancado, debe ser reemplazado en el alvéolo lo antes posible. Los primeros treinta minutos son los más críticos. Si se espera más tiempo la raíz del diente será absorbida por el cuerpo en cuanto se halla puesto en la boca. En otras palabras, el cuerpo rechaza la raíz y literalmente se la come.

Si el diente no puede ser reemplazado en el alvéolo, debe ser llevado al dentista en la boca, debajo de la lengua o entre el arco dental y la mejilla. También puede llevárselo en leche. El punto importante es que no debe dejarse secar el diente.

Después de cualquier golpe en los dientes, la causa mayor de la pérdida dental es la *resorción de la raíz.* Esta posibilidad es una de las razones más importantes para que el dentista controle el diente herido con radiografías tomadas a intervalos no mayores de seis meses.

Si el dentista nota una resorción, hay técnicas que pueden parar el proceso y salvar el diente. Esto incluye la colocación de medicamentos especiales en el espacio del conducto de la raíz del diente afectado.

Después de varios tipos de heridas dentales, la pulpa morirá. Cuando esto ocurre, el tratamiento de conducto es la única manera de salvar el diente. Este tratamiento debe ser comenzado una o dos semanas después que el diente ha sido estabilizado y da resultados muy favorables.

Finalmente, no obstante la fractura de raíz, alrededor del ochenta por ciento de los dientes mantienen una pulpa saludable. Las otras heridas descritas anteriormente casi siempre resultan en la muerte de la pulpa.

Recuerde, cuando hay una herida en un diente, usted debe actuar rápidamente. El tiempo es un factor de vital importancia.

8

PERIODONCIA

La periodoncia es el estudio de las causas, prevención, diagnóstico y tratamiento de enfermedades de los tejidos que sostienen los dientes. Estos tejidos incluyen las encías y el hueso debajo de ellas; los mismos también sostienen los dientes en las mandíbulas superior e inferior. Un especialista en periodoncia es llamado periodontista, quien debe completar un entrenamiento de dos años aprobado por la ADA después de terminar los estudios dentales.

La enfermedad periodontal es causada por el *sarro o placa* (plaque). La placa es una película pegajosa y sin color compuesta por colonias de bacterias que atacan al diente. Esta es la misma sustancia que causa el deterioro dental y debe ser removida con el cepillado diario; de lo contrario, puede causar la *gingivitis* (irritación de las encías). Lo que el paciente verá son encías hinchadas y tiernas que sangran al ser cepilladas. Las personas que sufren de gingivitis generalmente van al dentista o higienista quejándose de la pérdida de sangre en el cepillado diario.

Si la placa no es removida, destruirá el hueso que mantiene el diente en su lugar. Mientras este proceso ocurre, la encía se retrae de la corona del diente y muestra la superficie de la raíz. Esto puede hacer que el diente sea sensible al calor, frío, o fuerzas al morder. Además, la destrucción del hueso hará que el diente se afloje. Todos estos son signos de que la enfermedad periodontal está avanzada, y usted debe buscar atención dental inmediatamente.

El cepillado de dientes remueve la placa, pero debe hacerse en forma adecuada, de lo contrario, la placa se endurecerá convirtiéndose en un cálculo. El *cálculo* sólo puede ser removido del diente por un higienista o dentista. Además, el cálculo pone los dientes ásperos y, por consiguiente, la placa es también difícil de remover.

Más adelante en el proceso destructivo, cuando la encía se separa del diente, se forman alrededor del mismo unos espacios o cavidades, los cuales pueden llenarse con más placa. Estas cavidades se hacen cada vez más profundas a medida que la placa y los cálculos se acumulan. Cuando la acumulación aumenta, la situación se torna más difícil para el paciente y para que el dentista la controle.

La enfermedad periodontal que no se trata puede llevar a la pérdida de un diente, siendo además la causa principal de pérdida dental en la actualidad.

La ADA considera que la mitad de los adultos mayores de dieciocho años tienen por lo menos los primeros indicios de problemas periodontales. Estos problemas incluso aparecen a veces en niños de cinco o seis años de edad.

Un cuidado preventivo inadecuado o simplemente el descuido es la mayor causa de la enfermedad periodontal. El descuido significa no visitar al dentista regularmente y/o no usar buenas técnicas en el cepillado o en el uso del hilo dental. La enfermedad periodontal puede ser prevenida en gran parte con buenos cuidados en el hogar. Vea el capítulo 1 para más detalles.

A continuación aparecen varios factores que contribuyen a la enfermedad periodontal: la diabetes; una cantidad anormal de hormonas durante el embarazo; medicamentos usados para controlar la epilepsia; esteroides; anticonceptivos orales; drogas usadas para el tratamiento del cáncer; medicinas que tienden a secar la boca; la nutrición inadecuada; condiciones dentales como las maloclusiones, las obturaciones defectuosas que atrapan la comida; *dentaduras parciales* y *puentes* inadecuados; hábitos orales como morderse las uñas, cerrar firmemente y/o frotar los dientes por nerviosidad; comidas que quedan atrapadas entre los dientes por falta de espacio adecuado entre los mismos, el uso del tabaco en cualquier forma que irrite las encías, y finalmente el uso inadecuado de palillos e hilo dental. Esa es una lista bastante larga de causas de periodontitis.

Los síntomas de la enfermedad dental son: cualquier cambio en su forma de morder; dentaduras parciales inadecuadas; infecciones (pus) en o alrededor de las encías; encías separadas de los dientes; encías rojas, hinchadas y tiernas; dientes flojos o que se están separando y finalmente, encías que sangran cuando se lava los dientes.

La mayoría de los dentistas generales tienen un higienista que ayuda a los pacientes en la prevención de problemas periodontales. En casos más severos un periodontista es consultado para asistir en el diagnóstico y tratamiento de enfermedades complicadas de los tejidos que sostienen el diente. Este profesional puede tratar a los pacientes usando procedimientos no quirúrgicos o bien quirúrgicos.

El tratamiento no quirúrgico incluye escamar y alisar la raíz. *Escamar la raíz* es remover los depósitos de cálculos de la superficie de la misma. *Alisar la raíz* significa suavizar la superficie de la raíz de manera que la placa no se pegue y permita que la encía vuelva a su posición normal. En general, cuando un periodontista limpia los dientes, se remueven los depósitos minerales acumulados mucho más abajo de la línea de las encías en la superficie de la raíz.

En casos avanzados, el periodontista puede hacer *cirugía periodontal* y *curetaje*. La cirugía periodontal generalmente incluye la eliminación del tejido gingival porque el mismo forma una cavidad que aloja alimentos, bacterias y cálculos. Es importante remover este tejido indeseable, de lo contrario, la pérdida del hueso debajo de las encías eventualmente resultará en la pérdida de uno o varios dientes. El *curetaje* es la eliminación del tejido suave que forra la cavidad creada por la enfermedad periodontal; este procedimiento ayuda a la cicatrización de la encía.

El número de tratamientos y el costo de los mismos varía de acuerdo a la naturaleza del problema. Si usted necesita cirugía periodontal, discuta el caso con su dentista y las razones que él tiene para tratarlo de una manera determinada. El dentista puede sugerir una hemisección, amputación de la raíz u otros tratamientos (ver el capítulo 3). Un examen de todas las posibilidades está fuera del ámbito de este libro. Cuando tenga alguna duda, obtenga una segunda opinión sobre el tratamiento propuesto y sobre su costo.

La mayoría de los tratamientos periodontales requieren el uso de medicinas para eliminar el dolor; sin embargo, las mismas no son necesarias más que por algunos días. El éxito de estos tratamientos varía con la extensión y naturaleza del problema de modo que ese tema debe ser tratado antes de empezar los mismos.

Recientemente, algunos periódicos y revistas no profesionales han informado que ciertas drogas antiinflamatorias como el *ibuprofeno* (vendida como Motrin, Advil o Nuprin) y la aspirina pueden ayudar en el tratamiento y prevención de problemas periodontales. En realidad, esas drogas simplemente suprimen la respuesta natural del cuerpo en los procesos inflamatorios y de esa forma las mismas cubren los síntomas en vez de curar el problema. También pueden causar alteraciones en la coagulación de la sangre, haciendo más difícil para el cuerpo coagular la misma. Esto es peligroso si tiene una herida que causa mucha pérdida de sangre. Ellas también pueden causar úlceras estomacales. Otras drogas antiinflamatorias como Tylenol pueden causar problemas renales si se las toma diariamente por lo menos durante dos años. ¿Vale la pena arriesgarse? Creo que no.

Usted puede encontrar un buen periodontista usando las mismas consideraciones señaladas para localizar al dentista general adecuado. Usualmente, si usted visita a un generalista con frecuencia, el mismo le dará el nombre de algún especialista en periodoncia. Es importante que estos dos profesionales trabajen bien el uno con el otro.

A pesar de que todos los factores arriba mencionados (y otros no mencionados) pueden *contribuir* a la enfermedad periodontal, ninguno de los mismos puede *causarla* si usted practica una higiene oral adecuada, como una dieta balanceada, y visita al dentista regularmente.

PERIODONTITIS: LA "ENFERMEDAD SILENCIOSA"

¿Por qué gastar dinero en ir al dentista cuando los dientes no me molestan? Esa es una pregunta que los profesionales en el campo dental oyen frecuentemente y que tiene suma importancia.

La ADA recientemente informó que a pesar de que aproximadamente el 40 por ciento de los norteamericanos están cubiertos por algún tipo de seguro dental, sólo el 50 por ciento visitan a sus dentistas por lo menos una vez al año.

No obstante eso, la incidencia del deterioro dental ha disminuido considerablemente durante la década pasada. Como consecuencia, una mayor cantidad de dientes se están salvando y muchos menos necesitan reparaciones (obturaciones).

Aunque el deterioro dental haya disminuido, la incidencia de problemas periodontales (enfermedad de las encías) ha aumentado, especialmente en personas mayores de treinta y cinco años. La ironía es que mientras llegamos a la edad adulta con más dientes, hay más posibilidades de tener la enfermedad periodontal.

Tener dientes sanos sin encías o tejido óseo sano es como construir una casa sobre cimientos defectuosos. En la actualidad, más del 60 por ciento de los dientes se pierden por problemas periodontales y el comienzo de ellos, como las caries, pueden ocurrir sin que el paciente ni siquiera lo note.

Usted puede ahorrar dinero si encuentra el deterioro dental temprano. Un área pequeña deteriorada puede ser reparada a bajo costo, un área más grande por lo general requiere curaciones más elaboradas, como coronas de oro y/o tratamiento del canal o conducto de la raíz. Estos métodos son casi siempre más costosos. Tratar problemas periodontales es más o menos lo mismo. La detección y curación temprana ahorrará tiempo y dinero, pero sólo el dentista puede hacerlo.

La intervención temprana con respecto a los problemas periodontales generalmente significa eliminar los cálculos de las superficies de la raíz del diente. Sólo un dentista o higienista puede hacer ese trabajo. Los cálculos son la causa de las enfermedades de las encías y eventualmente los problemas periodontales. Los mismos primero irritan las encías y se extienden al hueso de soporte causando pérdida ósea y pérdida dental.

La pérdida ósea progresiva conduce a la periodontitis, que usualmente sólo puede ser corregida con cirugía. Habitualmente, su dentista general lo referirá a un periodontista para el tratamiento.

¿Con qué frecuencia se debe visitar al dentista? La respuesta depende en parte de lo que el profesional considera un índice adecuado entre número de caries, dientes que faltan y dientes obturados. También depende de la rapidez con que usted elabora cálculos. En general, los exámenes dentales deben hacerse cada seis y doce meses, pero sólo un dentista puede establecer el período adecuado entre visitas para cada caso específico.

La periodontitis es una enfermedad silenciosa y destructiva. Los síntomas son difíciles de detectar por el paciente. Esa es la razón por la que la enfermedad puede sorprenderlo.

9

PROSTODONCIA

La *prostodoncia* trata del reemplazo de una parte importante de la estructura dental o del reemplazo total de uno o varios dientes. Las prótesis en la odontología incluyen coronas de oro para reponer la pérdida de una parte importante de la estructura dental, *puentes* para reemplazar un diente y si se perdieron varios: las prótesis *fijas* y *móviles* (comúnmente conocidas como dentadura parcial o completa).

Si usted ha sufrido la pérdida de gran cantidad de dientes o la cresta dentaria o bien si tiene los dientes dispuestos de una manera poco común, usted necesita un *prostodoncista* que le solucione este problema. Un prostodoncista es un dentista general que ha recibido dos años de entrenamiento adicional luego de la Escuela de Odontología en un programa aprobado por la ADA. Este entrenamiento prepara al prostodoncista a tratar casos difíciles más allá del campo que abarca el del dentista general.

Por ejemplo, si usted necesita una dentadura completa y no tiene *cresta dentaria* para que aquélla se fije, entonces usted probablemente será mejor atendido por un prostodoncista. Otro ejemplo sería si usted necesitara un puente extenso para reemplazar y/o restaurar algunos dientes adyacentes o bien la reconstrucción de la boca completa porque ha perdido muchos dientes o ha tenido muchas caries. Casos difíciles como éstos son mejor tratados por un prostodoncista.

Las prótesis *(fijas* o *móviles)* las realizan tanto los dentistas generales como los especialistas. Las prótesis fijas incluyen las coronas puentes. Dichos dispositivos pueden ser removidos únicamente por un dentista. Las prótesis móviles incluyen las dentaduras parciales o completas. Estas pueden ser removidas diariamente por el paciente para su limpieza. La decisión de si usted necesita ver un prostodoncista o un dentista general se determina en cada caso específico. Usted puede discutir el problema con su dentista general o puede pedir hora directamente con el prostodoncista.

No es necesario pedirle referencias al dentista general. Consulte con la Sociedad Odontológica local, o las páginas amarillas de la sección odontológica bajo "Prostodoncia".

Los maxilares fueron creados para acomodar 32 dientes, y cuando estos dientes están todos presentes y sanos, trabajan juntos de un modo complejo, maravilloso y eficiente. Un complemento importante de los dientes adyacentes en los maxilares superiores e inferiores es la llamada arcada dental. Los dientes en la *arcada dental* cierran (muerden juntos) cuando se encuentran en *oclusión* apropiada (posición apropiada). La boca posee dos arcadas dentales: la *maxilar* (arcada superior) y la *mandibular* (arcada inferior). Una masticación funcional apropiada se realiza cuando la dentadura completa está ubicada correctamente en las arcadas opuestas. Pero cuando todos los dientes no están correctamente ubicados o cuando uno o más de ellos se han perdido, surgen problemas. Esto se denomina *maloclusión.*

La remoción de un diente de la arcada dental sin ser reemplazado produce sobrecargo en los restantes ya que las fuerzas de mordida se distribuyen mal durante la masticación. La fuerza de la arcada dental se pierde ya que los dientes restantes tienden a cambiar de posición para cubrir los espacios. Esto produce el contacto apropiado (espacios) entre los dientes perdidos.

El tipo de contacto que usted posee entre los dientes es muy importante. Los dientes deberán permanecer lo suficientemente cerca uno de otro para evitar el depósito de comida o materiales extraños entre ellos. Usted tiene buen contacto si el hilo dental encuentra resistencia pero puede pasar entre los dientes. Un contacto demasiado estrecho no permite una limpieza adecuada o el empleo del hilo dental entre los dientes. La pérdida de contacto permite la acumulación de comida entre los dientes, llevando a la periodontitis o las caries.

Los dientes pueden *supererupcionar* si el diente opuesto se ubica de tal forma que no existe un antagonista. En estos casos, los dientes de la arcada dental opuesta no erupcionan hasta que aparezca algo a qué oponerse. Muchas veces se pierde el contacto en estas áreas, llevando a un incremento de casos de periodontitis y/o caries dentales. Ahora discutamos en detalle las prótesis fijas y móviles.

PROTESIS FIJAS

El reemplazo ideal de los dientes perdidos o de la pérdida excesiva de estructura dental es algún tipo de *prótesis fija.* Estas incluyen las *coronas,* que reemplazan a dientes que han perdido demasiada estructura, o los *puentes,* que son prótesis que reemplazan dientes con una o más coronas que sirven de soporte y le otorgan firmeza al puente para con los dientes existentes cuando se cementa en su lugar. Un *soporte* en el puente es lo que sujeta a ambos lados de donde falta el diente. La prótesis también incluye un *póntico* (unidad del puente que reemplaza al diente). Cada diente y cada póntico en el puente se consideran como unidad.

Las prótesis fijas son cementadas por el dentista sobre las estructuras dentales existentes y por eso no pueden ser removidas por el paciente. Esto es diferente en el caso de las prótesis móviles, que son removidas por el paciente regularmente para su limpieza.

Para colocar cualquier *corona,* ya sea separada como unidad o como parte de un puente, el diente debe ser reducido con respecto al tamaño. El dentista denomina a este procedimiento "reducción" o "preparación" dental.

Los dientes deben reducirse por dos motivos. Primero, es necesaria la reducción de la *superficie de oclusión* (masticación) para dar acceso al material empleado en las coronas. Además, los dientes son muy sensibles al morder, y los objetos del grosor de un cabello humano pueden percibirse entre ellos. Si la superficie de oclusión de los dientes en los que se colocará la corona no se reduce, cada vez que usted mastique, morderá primero el diente con corona y luego el resto. Esto le causará malestar y dolor. En resumen, ¡usted no podrá masticar!

Segundo, el diente debe reducirse en todas las superficies que serán cubiertas a fin de dejar lugar al contorno propio del diente. Estas reducciones proporcionan espacio de modo tal que los dientes podrán al mismo tiempo resultar estéticamente agradables y mantener el *contacto* adecuado (espacio entre los dientes). El contorno del diente es importante para mantener una buena salud periodontal.

¿Qué sucede luego que el diente se prepara para recibir una corona? Las coronas no vienen a la medida como los zapatos. Deben hacerse a la medida para calzar justo. El dentista empleará una bandeja de *impresión* que registra el contorno de su arcada dental. El material de impresión viscoso se coloca en la bandeja para tomar la impresión de los dientes preparados y adyacentes. Luego que este material se transforma en una consistencia elástica no viscosa, se quita de la boca. La impresión se llena de un material similar al yeso. Cuando el yeso se endurece está listo el *modelo* para calcular las dimensiones apropiadas de la futura corona. La única dimensión que se pierde es la de la oclusión opuesta para la nueva corona. Esto se obtiene tomando otra impresión de los dientes de oposición, la que también se realiza en un material parecido al yeso.

Una oclusión adecuada (mordida) es tan importante como un buen ajuste, contorno y contacto con los dientes adyacentes. Un *articulador* se emplea para montar los modelos en la oclusión apropiada. Es un aparato mecánico como una bisagra que simula los maxilares cuando mastican.

Muchos dentistas no hacen coronas o puentes para sus pacientes. Esta es la función del técnico dental que trabaja en el laboratorio de odontología. Esto le ahorra dinero al paciente ya que el salario por hora del técnico es más bajo que la del dentista porque el técnico dedica menos tiempo y gastos a su entrenamiento.

Coronas

La corona se propone generalmente como método de restauración cuando el diente está demasiado destruido por un trauma o las caries, o en el caso de una muela, si ha sido sometida a tratamiento del conducto de la raíz.

Existen varias clases de coronas. Las coronas pueden estar hechas de oro, porcelana, porcelana unida a metal (PFM), o inclusive de plástico. Ya que pocas coronas se hacen de plástico, se describirán solamente las primeras tres posibilidades.

El oro no es estético ya que los dientes naturales no son dorados. Sin embargo, cuando la estética no es necesariamente un aspecto fundamental, como en el caso de una muela posterior, una corona de oro es una restauración excelente cuando se realiza adecuadamente.

Para la restauración de los dientes frontales, la mayoría de las personas desean un aspecto natural. No quieren el "aspecto de metal" cada vez que se ríen o bostezan. Entonces la elección es porcelana o PFM ya que están coloreadas como los dientes. Sin embargo, estas coronas estéticas son más caras que las coronas de oro.

Existen algunos problemas con las coronas estéticas. Las coronas de porcelana se pueden romper, dejando detrás la dentina expuesta. Las coronas PFM se pueden romper en la parte de la porcelana, dejando detrás un pedazo de oro descubierto. La porcelana no es tan duradera como el oro, aunque algunas de las nuevas porcelanas son cercanas al oro con respecto a su durabilidad.

No importa qué material se emplee en la corona, la retención depende de la cantidad de estructura dental restante. Algunas veces, se debe reconstruir la estructura fundamental para obtener una retención adecuada.

Puentes

Los puentes se componen de series de coronas y pónticos soldados juntos para constituirse en una unidad. Un puente dental es un reemplazo fijo de un diente ausente. Las coronas que se colocan en los dientes localizados en ambos lados del diente faltante comprenden los *soportes* (lo que dará estabilidad al puente). El diente de reemplazo fijado a los soportes se llama *póntico.* Los pónticos son dientes artificiales que se emplean para llenar el espacio vacío dejado por el diente faltante. Generalmente, se sueldan a la corona del diente de soporte para formar una unidad (el puente). Los pónticos también pueden fijarse a la corona del diente de soporte de un solo lado. Este último ejemplo se denomina *puente en voladizo*.

¿Cuántos soportes se necesitan para sostener adecuadamente los pónticos? Un puente dental no es diferente de un puente que cubre una superficie cubierta de agua o una depresión natural en la tierra. Los ingenieros encargados de construir un puente sobre un terreno natural deben considerar lo siguiente: ¿De qué largo será el puente? ¿Cuánto peso o cuánta fuerza podrá sostener? ¿Qué tipo de materiales se necesitan para acomodar las fuerzas? Los dentistas se hacen las mismas preguntas cuando diseñan un puente para usted.

Los ingenieros saben que uno de los extremos del puente no se puede construir sobre la arena y esperar que sostenga una carga. Tampoco se puede esperar que un puente dental sostenga una carga cuando se sujeta de un lado a un diente que ha perdido una porción considerable de masa debido a enfermedad periodontal.

¿Qué sucede respecto a la superficie de extensión? Los puentes que se emplean para sustituir a un diente no necesitan ser sostenidos por dientes con la cantidad de soporte óseo y de raíz como el puente que necesita sustituir a varias piezas dentales perdidas.

En esta sección dedicada a las prótesis fijas es imposible proporcionar más que las reglas muy generalizadas para construir puentes sólidos. Se ruega tener en cuenta que para cada regla puede haber una excepción.

Los puentes de tres unidades son quizás los más populares. Estos tienen dos soportes y un póntico. En otras palabras, se emplean para reemplazar un solo diente. Los puentes de tres unidades son ideales porque son los más resistentes. En general, debería haber al menos un soporte por cada póntico en los diseños sólidos.

Actualmente, muchas autoridades creen que los únicos puentes en voladizo exitosos son aquellos limitados a los dientes frontales. Esto es debido a que la masticación con los dientes anteriores produce un esfuerzo mínimo. Este es un concepto importante de recordar porque un puente en voladizo, como su nombre lo indica, hace de palanca. Una palanca posee una función mecánica importante al mover objetos. Esta misma acción puede ocurrir con un puente en voladizo. De este modo, es importante que el puente en voladizo sea construido con un soporte adecuado para las fuerzas que deberá afrontar. De otra forma, el soporte óseo del soporte del diente puede destruirse y fracasar el puente.

Los puentes pueden hacerse de los mismos materiales usados para las coronas de una sola unidad. La elección del tipo de porcelana, oro o cerámica dependerá de consideraciones económicas y estéticas.

Finalmente, el nuevo tipo de puente en el horizonte es el *puente Maryland.* Trate de imaginarse un póntico puesto en su lugar con una malla de alambre que sale de ambos lados. Así es un puente Maryland. La malla de alambre se fija a cada diente de soporte con un material ácido. El costo es menor que el de los puentes convencionales que tratamos arriba debido a que el diente de soporte no debe reducirse para colocar la corona. La mayor desventaja de este puente es que el tipo de material ácido para grabar puede salirse del diente de soporte y debe ser retocado por su dentista. Este tipo de puente se usa por lo común para el reemplazo de dientes anteriores. Muchas veces dos dientes adyacentes a cada lado del diente faltante se incorporan para darle más resistencia.

Los puentes fijos no son siempre posibles debido a la extensión del espacio o a la falta de soportes sólidos. Aquí es cuando aparecen los dientes de reemplazo móviles.

Métodos para mejorar dientes decoloridos

Un motivo para colocar una corona de porcelana en un diente es para mejorar su aspecto (estético). El diente puede estar más oscuro, decolorado o inclusive desfigurado.

¿Por qué se decoloran los dientes? Si el diente se traumatiza en algún accidente, los vasos sanguíneos de la pulpa se romperán y le darán una coloración más oscura que la natural. También la decoloración puede deberse a que una amalgama de plata ha sido colocada en el diente. El problema es peor en los dientes frontales.

Los dos métodos más comunes para corregir los dientes decolorados son el blanqueado y el laminado.

El blanqueado puede hacerse de dos maneras: mediante un blanqueado vital y otro no vital. El vital se realiza con *pulpa* sana. El no vital se realiza en el diente que ha sido sometido a tratamiento del conducto de la raíz.

Los pasos de un blanqueado vital incluyen el aislamiento del diente con (preferiblemente) un dique de goma, limpieza profunda del mismo secado del diente con aire y finalmente colocando una solución fuerte de peróxido de hidrogeno (blanqueador) usando calor moderado. Muchos dentistas repiten el proceso dos, tres o más veces. He visto en algunas ocasiones muy buenos resultados. Sin embargo, todavía necesito ver estudios prolongados que demuestren que el proceso es eficiente durante algo más que unos pocos años.

Una alternativa del blanqueado vital es el blanqueado no vital. Los pasos del tratamiento no vital son básicamente los mismos que los del tratamiento vital. La diferencia es que el diente se blanquea por dentro y por fuera. Hay estudios que demuestran que es una técnica más predecible porque el proceso de blanqueado no se limita al esmalte de la corona del diente.

El laminado es otro método para devolverle al diente decolorado su color natural. Es el último avance en la estética odontológica. Varias técnicas de laminado están disponibles. Por ejemplo, una técnica incluye reducir ligeramente el diente decolorado en la cara frontal para prevenir que el "nuevo" diente quede con el *contorno* abultado. Luego el diente se graba con ácido, se enjuaga y se seca. El mismo tipo de material coloreado empleado para restaurar dientes (ver el capítulo 2) se coloca en la superficie de los dientes para que queden estéticamente "reparadas". ¿Existen algunos problemas con esta técnica? Recuerde, nada dura para siempre. Una espectativa realista para esta técnica es de alrededor de cinco años antes de necesitar renovarse.

Otra técnica de laminado emplea *hojas de revestimiento.* Estas hojas son similares a las uñas que se contornean y cementan sobre las mismas uñas de una persona. Los pasos a seguir son los siguientes: el diente es reducido para evitar el abultamiento cuando se coloca la hoja; la hoja se contornea para que se ajuste apropiadamente al diente reducido; luego se "cementa" en el lugar con un material ácido de grabado. Una expectativa realista de esta técnica es de alrededor de 3 a 5 años antes de renovarse.

PROTESIS MOVILES

Como su nombre lo indica, una *prótesis móvil* se puede poner y sacar de la boca. *Dentaduras completas* reemplazan todos los dientes ya sea de la arcada dental superior *(maxilar)* o inferior *(mandibular)* o bien de ambas. En este caso el único "soporte" para la dentadura es la cresta dental. *Dentaduras parciales* reemplazan los dientes perdidos que no se pueden sustituir con un puente ya sea por el número de dientes perdidos o por la ubicación de los mismos. Una dentadura parcial, que ese básicamente parte de una dentadura "completa", es sostenida por los dientes y el tejido. Más específicamente, los dientes restantes y la cresta dental se emplean para sostener las prótesis de manera que las fuerzas de mordida se distribuyan entre los dientes restantes y el tejido.

Aproximadamente el 20 por ciento de la población de los Estados Unidos usa dentaduras completas o parciales. Otra forma de enfocar esta estadística es que un miembro adulto en aproximadamente la mitad de todas las familias de EE.UU. (alrededor del 40 por ciento) usa algún tipo de dentadura. Estas estadísticas son las últimas realizadas cuando escribió este informe el Dr. Robert Emling, Director Adjunto de la Escuela de Medicina Odontológica de la Universidad de Pensilvania.

La dentadura no es un problema limitado a los mayores (aquellos mayores de 65 años de edad); aproximadamente el 50 por ciento de los norteamericanos que usan una dentadura son menores de 65 años de edad.

Tanto los dentistas generales como los prostodoncistas realizan dentaduras. Si usted ha perdido un soporte adecuado para la base de su dentadura, tiene dificultades en el uso de la misma o tiene algún otro problema relacionado con su dentadura, usted deberá consultar probablemente a un prostodoncista en vez que a un dentista general. Un entrenamiento especial hace que el prostodoncista sea el profesional indicado para los tratamientos de los casos difíciles.

Los dientes no se mantienen porque su dentista quiera que usted los mantenga. Esta decisión deberá tomarse porque usted es consciente de la importancia de mantener sus dientes. En particular, usted debe saber que ninguna prótesis es el sustituto adecuado de un diente natural. Eso hace que sus dientes naturales sean muy valiosos. Consérvelos si es que se puede.

El procedimiento común luego que se ha tomado la decisión de usar una dentadura postiza es el que sigue:

1. Se toman impresiones de los dientes existentes y crestas dentales.
2. Se construye un modelo (réplica de los dientes existentes y la cresta), llenando las impresiones finales con un material similar al yeso que endurece.
3. Se determina la relación entre los maxilares y la dentadura existente superior e inferior y/o las crestas dentales.
4. Los modelos se colocan en un aparato (articulador) que los asegura en una posición adecuada a la mordida.
5. Solamente en el caso de las dentaduras (prótesis) inmediatas (ver más abajo), el mismo diente que será extraído se quita de los modelos.
6. Los modelos se llevan al laboratorio con instrucciones para que la dentadura se construya en cera usando los mismos dientes que serán empleados en la dentadura completa.
7. El paciente se prueba la dentadura de cera para ver cómo calza y cómo luce.
8. La dentadura de cera se envía al laboratorio donde se construye la dentadura final.

Si usted no tiene dientes naturales o quizás tiene una dentadura postiza, es de rutina hacerse una dentadura nueva. Pero si usted tiene dientes que deben ser extraídos y reemplazados con una dentadura postiza, existen por lo menos dos maneras de hacerlo.

Lo primero que se hace, obviamente, para reemplazar los dientes naturales por una dentadura postiza es extraer el diente, dejar que el sitio de la extracción cicatrice y luego construir una dentadura que se ajuste a las crestas dentales. El único problema de este tratamiento es el lapso de tiempo que transcurre entre las extracciones y la colocación de la nueva dentadura. ¿Adónde irá usted a esconderse durante este tiempo? Empleo la palabra "esconderse" porque a la mayoría de la gente no le gusta ser vista en público sin dientes.

Las dentaduras (prótesis) inmediatas son otra posibilidad a tener en cuenta. Con esta técnica la dentadura se construye en menos tiempo y se coloca inmediatemente luego de la extracción. De este modo el paciente no se ve nunca sin dientes. Más adelante encontrará información sobre este tema.

Dentaduras postizas: por qué usted no las quiere

Mucha gente no se da cuenta de los problemas que surgen luego que se colocan los dientes postizos. ¿Cómo se puede preferir una pierna artificial en lugar de la natural? Yo estoy muy seguro que usted responderá: "¡Por supuesto que no!".

Reemplazar los dientes naturales por una dentadura parcial o completa es tan deseable como tener una pierna artificial. La dentadura postiza le permite masticar, la pierna artificial le permite caminar. El problema en ambos casos es la calidad del desempeño de la prótesis artificial en comparación con lo que naturalmente proveyó la naturaleza. La pieza artificial de reemplazo jamás funcionará como los dientes naturales.

Las dentaduras postizas no están libres de mantenimiento; necesitan ajustes. No se trata de que cambien; son los tejidos debajo de la dentadura los que cambian. Es necesario realizar un ajuste de la dentadura cuando parte del material de la misma debe removerse; esto se hace para aliviar la presión que se desarrolla sobre determinados puntos debido a la contracción ósea y de los tejidos.

Debido a que el tejido se contrae a medida que cicatriza, las dentaduras que se colocan inmediatamente después de la extracción deben realinearse ni bien cicatrizaron los tejidos. Todas las dentaduras necesitan realinearse periódicamente cuando se producen cambios en los tejidos. De este modo la dentadura no es una cura que se hace en una sola vez.

Con esta introducción general, permítame darle algunos consejos. Su dentista le ofrecerá algunas opciones con respecto a los tipos de dentaduras de reemplazo posibles para su caso. Esto forma parte de las obligaciones de su dentista. Es el momento en que usted necesita convertirse en un consumidor dental informado; de este modo podrá discutir con él la mejor decisión para su caso en particular.

Por regla general, las prótesis fijas (coronas y puentes) son más costosas que las prótesis móviles (parciales). Sin embargo, las fijas son los reemplazos más deseados. Las dentaduras completas también varían con respecto al costo dependiendo del tipo de dientes, el material empleado para hacer la base de la dentadura y el número de pasos siguientes para construir el aparato. Generalmente, el único gasto extra de la dentadura inmediata es el realineamiento necesario ni bien han cicatrizado las crestas dentales. Si usted encuentra un consultorio dispuesto a hacerle la dentadura en un día por mucho menos de lo que cobran la mayoría de los dentistas del área, olvídese. Usted obtendrá exactamente lo que pagó. ¡Las ofertas no existen en este terreno!

Usted no desea dentaduras postizas ni la pérdida de ninguno de sus dientes, más de lo que desea perder un miembro o cualquier órgano. ¡Haga todo lo posible por conservar sus dientes!

Dentaduras inmediatas

El nombre de las *dentaduras inmediatas* suena como la versión en odontología de un restaurante de comidas al instante. Sin embargo, "inmediato" en este contexto significa que la dentadura se coloca inmediatamente después que el dentista o el cirujano bucal y maxilofacial extrae el diente.

Aquí daremos un típico ejemplo de lo que sucede en la preparación de una dentadura inmediata. La primera etapa es la remoción de toda la dentadura posterior (de atrás) de los caninos. Estas crestas dentales se dejan cicatrizar y actúan como base estable de la dentadura futura. Luego de la cicatrización, la dentadura se construye como se describió en la sección titulada "PROTESIS MOVILES". A continuación, se extraen los dientes naturales y se coloca inmediatamente la dentadura. Esto evita que el paciente esté sin los dientes anteriores o posteriores.

Las dentaduras inmediatas tienen varias ventajas, además de las consideraciones estéticas: protegen el lugar sensible de las extracciones, ayudan a controlar las hemorragias del alvéolo dental y protegen el área quirúrgica al cubrirla, manteniendo por consiguiente al alvéolo libre de que se acumulen restos de comida.

Otra ventaja de valor que debe considerarse es que su dentista sabrá cómo son sus dientes naturales y de este modo estará capacitado para construirle una dentadura más parecida a la original. Esto facilita la transición cuando usted se encuentre con su familia y sus amigos ya que su apariencia habrá cambiado mínimamente. La otra opción es, si es posible o deseado, cambiar su aspecto con la nueva dentadura.

Finalmente, una dentadura inmediata le da al dentista una mejor idea de cómo mordían sus dientes naturales y podrá construir una dentadura que se asemeje más a la mordida antes de la extracción.

Desde el punto de vista estético la dentadura inmediata es una mejor forma de tener dentaduras insertadas en vez de adquirirlas luego de un período sin dientes. Sin embargo, ellas presentan más problemas.

La dentadura inmediata requiere más ajustes que otras dentaduras postizas cuando ha sido colocada por primera vez y por lo general, también necesita *realineamiento* luego de un corto período, en el área donde se han extraído los dientes. El motivo es que los tejidos de la región, incluyendo el óseo, se retraen una vez extraídos los dientes.

Esta retracción hace que la dentadura se afloje. El ajuste se pierde. Por lo tanto, las dentaduras inmediatas necesitan más ajustes, y poco después de la cicatrización se debe colocar material en el área donde se ajusta contra las crestas dentales (realineamiento) y así se sostendrá el tejido de forma adecuada. El realineamiento no se necesita realizar tan rápidamente en las dentaduras ajustadas a las crestas dentales cuando ha transcurrido un tiempo luego de la extracción del diente.

Por lo general, las dentaduras inmediatas no son más caras que las dentaduras "comunes". Sin embargo, ya que las dentaduras inmediatas deben ser realineadas ni bien han sanado las crestas dentales, el realineamiento se cobra por separado.

Sobredentaduras

¿Puede usted tener una dentadura postiza a la vez que los dientes naturales? La respuesta es sí. Yo no me refiero a dentaduras parciales, sino a las sobredentaduras: dentaduras postizas completas con dientes naturales debajo de ellas. Permítame explicarle el procedimiento.

Algunas veces hay ya sea muy pocos dientes y/o los dientes existentes tienen muy poco soporte periodontal para la colocación de un puente fijo o una dentadura móvil parcial. Pero si existen entre uno y cuatro dientes en una cresta dental que se pueden reparar y poseen un buen soporte periodontal, estos dientes pueden emplearse para sostener una sobredentadura.

¿Sabe usted por qué tiene *crestas dentales?* Son el soporte (el periodonto) de las raíces del diente. La presencia de dientes está directamente relacionada con la presencia de crestas dentales. Uno de los problemas más importantes de los usuarios de dentaduras postizas completas es la pérdida (o *resorción*) de las crestas dentales.

La sobredentadura es una solución potencial del problema de la resorción de las crestas dentales. El dentista conserva solamente la raíz del diente: la corona deberá removerse y la raíz restante se contornea luego de modo que se asemeje a las crestas dentales existentes, y así la dentadura podrá colocarse en la cresta dental sin interferencia.

El capítulo 1, que contiene una ilustración de un diente típico, demuestra que el dentista no puede simplemente sacar la corona de un diente sin exponer el espació del conducto de la raíz. Esto quiere decir que el tratamiento del conducto de la raíz es necesario en cualquier diente que debe mantenerse bajo una sobredentadura. Aunque la dentadura postiza costará más, mantener el soporte de la misma es tan valioso que justifica el gasto adicional.

Una vez realizado el tratamiento del conducto de la raíz, la corona se remueve, dejando la raíz para que soporte la cresta dental. Luego la raíz se contornea y se restaura. Generalmente, la raíz se restaura simplemente con una amalgama. En algunos casos, los dentistas emplean cierres de resorte especiales (similares a los usados en camisas y abrigos) en vez de una amalgama para fijar la sobredentadura a las raíces restantes. Los cierres de resorte se fijan al tope de la raíz restante y a la base de la sobredentadura.

Yo opino que mantener una sola raíz debajo de la dentadura postiza vale el gasto que se haga ya que proveerá al menos un área en la que la cresta dental se mantendrá. Conservar las raíces a ambos lados de la cresta dental en la arcada de los dientes es incluso mejor. Los dientes ideales de mantener son los caninos a ambos lados de la cresta dental.

¿Cuál es la posición y el número de raíces óptimos debajo de una sobredentadura? La mayoría de las autoridades coinciden en que dos dientes no adyacentes a cada lado de la cresta dental es lo mejor. Son fáciles de limpiar y brindan un mejor balance para el soporte de la sobredentadura. Por ejemplo, sería bueno retener el canino y el segundo premolar a ambos lados de las crestas dentales.

La mayoría de los pacientes que necesitan sobredentaduras no han cuidado lo suficiente su dentadura natural. Deben comprender la gran importancia del cuidado diario y las visitas posteriores al dentista. Tanto las sobredentaduras como las raíces que se conservan deben ser controladas de cerca. Los pacientes deben prestar especial atención al lavado de la sobredentadura después de cada comida para remover los restos de comida. También las raíces deben mantenerse muy limpias.

Se realizó un estudio continuo de 5 años sobre las fallas de las sobredentaduras en la Escuela de Odontología de la Universidad del Sur de California. Este estudio indicó que las raíces de los dientes retenidos debajo de las sobredentaduras debieron extraerse con bastante frecuencia debido a problemas periodontales. Esto reafirma la necesidad de mantener limpias las raíces que se conservaron y la dentadura postiza.

Una sobredentadura es una gran ventaja cuando se necesita una dentadura postiza. Sin embargo, la misma requiere tanto cuidado como los dientes naturales.

Dentaduras parciales

Una *dentadura parcial* es un dispositivo móvil para reemplazar dientes. Por lo general, la misma se recomienda a pacientes que han perdido muchos dientes como para soportar debidamente un puente fijo. De este modo los dientes perdidos son reemplazados por prótesis que distribuirán las fuerzas de mordida entre los dientes restantes y el tejido. Un presupuesto limitado puede ser otro factor en algunos casos. Cuando se considera una dentadura parcial, usted debe conocer cómo se prepara, se construye, cuánto cuesta y los cuidados que requiere.

Es importante que los dientes que sirven como soporte estén sanos. "Sano" significa que los dientes deben haber tenido tratamiento del conducto de la raíz si fue necesario, no padecer enfermedades periodontales y poseer un adecuado soporte óseo; además éste debe estar adecuadamente restaurado (si fuera necesario) para sostener las fuerzas que produce la masticación cuando se emplea la dentadura parcial. Esto quizás quiera decir que los dientes de soporte necesitan cierto tipo de corona.

Los dientes de soporte deben poseer un contorno apropiado para brindar un nivel máximo de estabilidad y retención al dispositivo. Más específicamente, los dientes deben contornearse de modo que el dispositivo pueda ser retenido, pero que a su vez se pueda quitar para limpiarlo.

Una dentadura postiza parcial se compone generalmente de una estructura metálica con los dientes de reemplazo fijados a una base de acrílico (similar al plástico). Este es el mismo material que se emplea para construir dentaduras completas. La base de metal de la dentadura parcial posee unos ganchos delicados que se ajustan alrededor del diente de soporte, y la base de la dentadura descansa sobre las crestas dentales. De esta forma, una dentadura parcial es sostenida por los dientes y el tejido.

Luego de colocarle la dentadura parcial en la boca, el dentista le enseñará cómo ponérsela y sacársela. Practique esto un par de veces antes de salir del consultorio del dentista.

Recuerde que usted nunca deberá emplear fuerza de la mordida para ubicar la dentadura. Si fuerza la dentadura parcial en su lugar, corre el riesgo de vencer la estructura y romper los ganchos que son muy delicados. Si tiene problemas llame a su dentista inmediatamente. NO INTENTE NUNCA REALIZAR LOS AJUSTES USTED MISMO.

Al principio, la dentadura parcial, al igual que la completa, resulta molesta. Ninguna dentadura parcial funcionará ni será tan cómoda como los dientes naturales. Usted debe aprender a usar este dispositivo artificial practicando cuando come y cuando habla. La razón de la dentadura es brindarle una masticación mejor. Es como aprender a usar un miembro artificial. Puntos de dolor pueden aparecer frecuentemente como resultado de áreas de excesiva presión a lo largo o en las crestas dentales en donde se ubica la dentadura parcial.

Tenga cuidado si se le cae la dentadura. Esto podría dañar la estructura. La mayoría de las autoridades están de acuerdo en que el dispositivo móvil corre más peligro fuera de la boca que dentro de ella.

En el ambiente profesional la dentadura parcial se conoce como "recolector de basura" porque la comida se deposita en la base y debajo de ella, en el soporte y en los ganchos. La falta de una limpieza adecuada derivará en caries en los dientes de soporte y en los otros dientes restantes.

La limpieza implica enjuagar el aparato luego de cada uso y lavarlo con un cepillo de cerda suave (o cepillo de dientes) al final de cada día. Usted puede limpiarlo también con bicarbonato de sodio o jabón para las manos;

pero no use los artículos de limpieza del hogar o agua caliente. Estos pueden dañarlo. Los animales y los niños son otra fuente potencial de riesgo para su dentadura. Manténgala fuera de su alcance. Nunca la deje secar fuera de la boca. Esto puede hacer que se deforme.

Finalmente, una dentadura parcial no es una cura total. Luego de un período de tiempo cambiará levemente, y su boca puede cambiar considerablemente. Cuando aparece aflojamiento o balanceo, es un signo de que usted deberá ver a su dentista para que le haga un realineamiento parcial, o posiblemente deba volver a hacerla. El dentista por lo general le recomendará el tiempo de intervalo apropiado entre sus visitas. No se puede enfatizar más que: respetar estas visitas; es muy importante para la salud bucal.

Adhesivos dentales

Los adhesivos dentales son productos vendidos sin receta médica para ayudar a los usuarios a que sus dentaduras postizas se fijen mejor a las crestas dentales. Estos productos se colocan en la dentadura de modo que al colocarla en la boca, adherirá mejor al contorno de las crestas dentales. Por esto el término "adhesivo de dentaduras" se emplea para este material. En esencia, es un realineamiento temporario de la base interna de la dentadura con un material suave.

Para comprender mejor porque los usuarios de dentaduras emplean adhesivos, usted debe tener en cuenta las funciones de las mismas. Primero, las dentaduras son un reemplazo de los dientes perdidos. Segundo, y quizás más importante, la dentadura postiza funciona en un ambiente de actividad constante. El problema del usuario de la dentadura postiza es cómo manejarse para que la dentadura se mantenga estable entre todo este movimiento y actividad. Parte de la respuesta a la estabilidad de las dentaduras son los adhesivos dentales.

Una persona con una dentadura nueva debe aprender otra vez a hablar y a masticar. Algunos de los nuevos usuarios desean ser ayudados para mantener la nueva dentadura en su lugar y hacerla funcionar. Algunas autoridades consideran que puede llevar de uno a tres años para que una persona se acostumbre a su dentadura postiza. Es durante este período de adaptación que los adhesivos dentales son más necesarios. El adhesivo dental le puede brindar al usuario una sensación de control.

El comité CDMIE de ADA (ver el capítulo 1) evalúa los adhesivos dentales. El Consejo de la ADA aprobó muy pocas marcas para el mercado actual. Si usted va a comprar uno, busque el sello de aprobación.

Los pacientes deben tener cuidado con los productos de autorealineamiento y los emplastos. Estos producen presión desigual en las crestas dentales, lo que llevará a la pérdida de las crestas óseas (resorción). Inclusive los dentistas tienen dificultades en realinear una dentadura vieja. El consumidor que intente ser un "dentista principiante" tendrá muchas posibilidades de verse con problemas.

Más de 250 medicamentos empleados por los pacientes (diuréticos, tranquilizantes, etc.) pueden producir sequedad en la boca. Estos pacientes pueden no tener saliva suficiente como para humedecer los polvos adhesivos. Ello puede producir puntos de dolor debido a una distribución despareja del polvo adhesivo. En estos casos, se recomienda a los pacientes el uso de cremas o pastas adhesivas.

¿Qué será mejor? ¿Crema, pasta o polvo adhesivo? El Dr. Kris Kapur, Jefe del Servicio de Odontología del Hospital Sepulveda de Veteranos de Los Angeles, ha documentado (excluyendo los casos de boca seca mencionados arriba) que no existen diferencias. El Dr. Malcom Brown de la Escuela de Odontología de la Universidad de Indiana informa que los investigadores de mercado han encontrado que el 20 por ciento de los usuarios de dentaduras emplean adhesivos.

Las dentaduras postizas no duran para siempre. Debido a que los tejidos cambian, usted necesitará revisaciones periódicas de su dentadura. No trate de enmascarar el problema o de vivir con una dentadura postiza inadecuada. Los adhesivos son únicamente para ser usados con dentaduras que calzan correctamente.

Dentaduras: uso y cuidado

El uso y cuidado de las dentaduras postizas (inmediatas, completas o parciales) van juntos como la mano y el guante. Usted no puede usar correctamente una dentadura sin un cuidado adecuado.

El uso de una dentadura nueva es una experiencia única. El problema que puede experimentar es que lleva un tiempo para que los músculos de las mejillas y los labios se adapten a la dentadura que usted usa por primera vez. Si usted ha perdido varias muelas antes de usar la dentadura nueva, probablemente tendrá un aspecto sumido. La dentadura le ayudará a recuperar el aspecto de la cara anterior a las extracciones.

La clave de usar una dentadura nueva es la actitud. Una actitud positiva es muy importante para que el uso de cualquier prótesis resulte exitoso, ya sea que se trate de un brazo, una pierna o los dientes. Usted debe tener expectativas realistas y saber que nada funcionará tan bien como lo que usted perdió.

Los problemas iniciales que puede esperar con una dentadura nueva incluyen una sensación de pérdida y molestia, un exceso de saliva, una sensación de que la lengua no tiene espacio suficiente, y dificultad para hablar y comer. Usted se adaptará a estos problemas si tiene paciencia y mantiene una buena predisposición.

Usted aprenderá a usar la dentadura, pero esto le llevará tiempo. Piense que usar una dentadura es como un acto de destreza atlética para el que usted necesita un entrenador. El entrenador será su dentista. A continuación aparecen algunas sugerencias que debe tener en cuenta para aprender a comer correctamente. Comience con comidas blandas y corte los alimentos en trozos pequeños. Mastique de ambos lados usando las muelas de la dentadura y tenga cuidado con las comidas calientes así como con los huesos. Las dentaduras cubren las crestas dentales, así dificultando percibir comidas calientes o lo que pueda atragantar (huesos o palillos). También se puede quemar. Tenga cuidado con las comidas pegajosas, especialmente al principio.

Hable con la dentadura puesta leyendo en voz alta. Si la misma tiende a hacer ruido cuando habla, consúltelo con su dentista. El necesitará hacerle algunos ajustes, lo que forma parte del uso de una dentadura postiza. Una herida sin atender producida por su dentadura puede llevar al cáncer oral.

Muchos dentistas prefieren que sus pacientes no usen la dentadura durante la noche. Pero las mismas deben guardarse en agua y no secarse si es que usted se las quita durante la noche.

El cuidado de la dentadura debe dejarse al consejo de su dentista porque depende del material empleado para hacer la misma. Algunas están hechas de un material similar al plástico, otras son en su mayor parte de metal, y otras son una combinación de un material similar al plástico y metal.

Existen algunas reglas generales que deben recordarse. Lavar bien la dentadura a la mañana, luego de las comidas y antes de irse a la cama; cepíllese el paladar, la lengua y las encías todos los días con un cepillo de cerda suave; agarre la dentadura con cuidado para evitar que se rompa y cepíllela y/o jabónela al menos una vez al día con un limpiador de dentaduras recomendado por su dentista.

El empleo de pasta dental para la limpieza de algunas dentaduras que contienen metal (como las dentaduras parciales) puede decolorar las partes metálicas. La mayoría de los limpiadores del hogar son demasiado cáusticos o abrasivos para las dentaduras. Lavar las dentaduras con agua caliente o dejarlas secar afuera las deforma. Existen en el mercado limpiadores efervescentes y ultrasónicos. Lo mejor es buscar el sello de aprobación de la ADA, como discutimos en el capítulo 1.

Nunca trate de arreglar usted mismo su dentadura. Muchas veces esto lleva a la necesidad de obtener una dentadura nueva porque el trabajo realizado en el hogar la ha hecho irreparable e imposible de usar. Una dentadura de largo uso y cuidado significa al menos un examen anual.

PARTE III

NUEVAS TENDENCIAS, TEMORES Y EVENTOS EN ODONTOLOGIA

10

EVENTOS EN ODONTOLOGIA

La odontología no es lo que era y probablemente nunca lo volverá a ser. El tratamiento dental incompetente es un evento que aumenta día a día. El costo de seguros por tratamiento dental incompetente se ha elevado enormemente porque la incidencia del mismo aumentó dramáticamente. Otro evento concierne a *quién* debe permitirse ejercer la odontología. Algunas proposiciones han sido hechas por técnicos dentales para que se les permita proveer cuidado dental directo a los pacientes que necesitan dentaduras postizas. Los higienistas también desean ejercer su profesión sin la supervisión de un dentista. Ambos profesionales sostienen que el costo será menor para los pacientes. Es importante establecer si la calidad o la cantidad del servicio es el objetivo deseado.

Hay también otros eventos que enfrenta la odontología. El seguro dental ha creado una pesadilla para los dentistas. Además, las compañías de seguros contratan a sus propios dentistas para mantener los costos bajos. ¿Es esto lo mejor para el paciente o es una estratagema de las compañías de seguros para aumentar sus ganancias?

Tratar a pacientes minusválidos y a los que por temor han descuidado sus dientes presenta problemas únicos. Una solución es usar diferentes clases de sedantes (intravenosos versus orales). Esto origina otra pregunta importante: ¿Quién está capacitado para administrar sedantes intravenosos y qué precauciones son necesarias?

Los arriba mencionados son sólo algunos de los eventos actuales en la odontología. Cada uno de ellos será tratado en las próximas secciones de este capítulo.

SALUD PUBLICA DENTAL

Un especialista en salud pública dental es un dentista que ha tenido por lo menos dos años de entrenamiento después de la Escuela de Odontología en un programa acreditado por la ADA. Las últimas estadísticas de la ADA muestran 242 dentistas registrados como dentistas en el campo de la salud pública, pero esto no significa que todos ellos sean especialistas en esa rama de la odontología.

El número de dentistas en salud pública es pequeño porque sus funciones principales no son el cuidado directo del paciente. Ellos trabajan como planeadores de salud dental, consejeros y educadores. Ellos planean y aconsejan a instituciones federales y estatales en materias que influyen directamente en la calidad y cantidad de cuidado dental que usted recibe como consumidor dental. También se ocupan de asuntos tales como evitar la transmisión de enfermedades contagiosas, aplicación de impuestos a los beneficios de salud, etc.

Los dentistas que trabajan para el Servicio de Salud Pública (PHS) y sirven como proveedores primarios de cuidado dental son usualmente dentistas generales asalariados. Entre ellos se cuentan los que trabajan en prisiones federales o para el servicio de Guardacostas.

Como proveedores dentales los dentistas "PHS" no cobran a sus pacientes; el gobierno federal provee los recursos necesarios. Por consiguiente, estos profesionales no son un sustituto del cuidado dental en forma privada; ellos sólo brindan cuidado básico con énfasis en la prevención y no en el tratamiento. Los pacientes son responsables del mantenimiento y prevención de problemas dentales con el cepillado, el uso del hilo dental, etc.

El Servicio de Salud Pública está bajo el control del Departamento de Salud y Recursos Humanos. El Instituto Nacional de la Salud (NIH) es una rama de esta agencia. Una parte del "NIH" es el Instituto Nacional de Investigación Dental (NIDR), con dieciséis centros en los Estados Unidos. Estos centros pueden ser divididos en dos categorías: centros especializados y centros básicos. Once centros especializados NIDR se ocupan principalmente de la investigación de caries y enfermedad periodontal; cinco centros básicos NIDR trabajan en una multitud de problemas relacionados con la odontología.

Los investigadores del Instituto Nacional de Investigación Dental incluyen especialistas dentales y otros científicos como fisiólogos, expertos en anatomía y bioquímicos. La investigación que realizan se hace con subsidios y contratos del gobierno federal y agencias privadas.

¿Cómo deciden los centros NIDR dónde y cómo usar el dinero destinado a investigación? Aquí es donde actúan los especialistas en salud pública. Como ellos saben dónde están los problemas de salud dental y a cuáles dar prioridad estos especialistas están incluidos en los comités que deciden cómo se usará el dinero.

La mayoría de los centros NIDR están asociados con escuelas de odontología, y los problemas en el campo de la salud pública son enseñados como parte del programa de estudios.

FLUORURO

La reacción del consumidor en lo que se refiere al uso de fluoruro en el agua potable varía desde la gratitud hasta el enfurecimiento. Este libro apoya el agregado de fluoruro al agua pública en los Estados Unidos, una posición aprobada por las siguientes organizaciones: Asociación Dental Americana, Asociación Americana del Cáncer, Asociación Americana del Corazón, Asociación Médica Americana, Agencia para la Protección del Ambiente, la Clínica Mayo, la Asociación Nacional de Educación, el Departamento de Salud y Recursos Humanos de los Estados Unidos, el Servicio de Salud Pública de los Estados Unidos y virtualmente la mayoría de las organizaciones de salud en este país. Además, más de treinta países han optado por agregar fluoruro a sus provisiones de agua. Estudios científicos valederos han demostrado claramente que el fluoruro reduce significativamente las caries, sin causar efectos secundarios en la salud.

Los niños son los que más se han beneficiado del uso de agua potable con fluoruro. Varios estudios demuestran que los niños que beben agua que contiene la cantidad adecuada de fluoruro (de 1.0 a 1.5 miligramos por litro (mg/1)) desde el nacimiento pueden esperar tener del cincuenta al sesenta por ciento menos caries al llegar a la adolescencia; alrededor del veinte por ciento todavía no tendrá caries. La concentración ideal para el agua potable es de 1.2 mg/1.

Cuando el agua contiene mucho más fluoruro que el 1.2 mg/1 recomendado algunos estudios han demostrado la aparición de *fluorosis* (decoloración y manchas de los dientes). La posición del Cirujano General de los Estados Unidos es que la "fluorosis es un problema cosmético y no de salud". La ADA apoya este punto de vista.

No sólo los niños se benefician del agregado de fluoruro al agua corriente de las ciudades. Por el costo medio de veinte a treinta centavos por persona por año, todos se benefician. Muchos adultos toman medicinas que causan sequedad en la boca (Xerostomía) y los hace más suceptibles a las caries. También muchos adultos sufren de recesión de las encías que hace que una mayor superficie del diente sea expuesta. En estos casos también el fluoruro ha demostrado que puede ayudar a prevenir este tipo de problema.

La ADA declara que el agregado de fluoruro al agua en las ciudades devuelve veinte veces el dinero invertido en dólares ahorrados en reparaciones dentales. Además, la Asociación expresa que de las sustancias usadas para hacer el agua más segura para el consumo humano, "ninguna ha sido más investigada que el fluoruro o tiene un record mejor de seguridad".

En la actualidad, el Instituto Nacional de Investigación Dental (NIDR) en Bethesda, Maryland, está investigando un nuevo método de aplicación de fluoruro. El mismo consiste en un pequeño disco del tamaño de una aspirina que puede colocarse en un molar posterior. Este disco contiene un compuesto de fluoruro que desprende continuamente un miligramo del mismo por día.

Lo bueno de este sistema es que permitirá a cada persona tomar una decisión individual para prevenir las caries y el sistema puede ser vigilado por un profesional dental, probablemente un dentista. Los discos podrían ser reemplazados cuando sea necesario para asegurar una acción continua. Parecería que hay fluoruro suficiente para eliminar la necesidad de los dentistas para reparar dientes. Este pensamiento podría convertirse en realidad.

ODONTOLOGIA PARA LOS ANCIANOS

Como grupo, los ciudadanos norteamericanos de sesenta y cinco años o más comprenden el 11.5 por ciento de la población o alrededor de 23 millones de personas. Se ha proyectado que para el año 2000 aproximadamente el 14 por ciento de la población tendrá sesenta y cinco años o más. Para el año 2030 se calcula que esta población aumentará al 18 por ciento antes que empiece a declinar. Las personas de setenta y cinco años o más aumentarán del número actual de 4 millones a 14 millones para el año 2030.

Se trata de poco tiempo para enfrentar un hecho tan importante como la salud pública dental. ¿Tendrá la profesión dental personal entrenado para atender las necesidades de esta población que envejece?

En la actualidad, varias organizaciones profesionales en el campo dental están trabajando para aumentar los servicios para las personas de edad. El líder de este movimiento ha sido la Asociación Americana Dental que está tratando de conseguir que se extiendan los beneficios de Medicare para incluir el cuidado dental. Además, la ADA pretende que las sociedades dentales y escuelas de odontología ofrezcan servicios a precios reducidos para los ancianos necesitados.

Las personas mayores tienen problemas únicos que pueden complicar el tratamiento médico y dental. Entre ellos están los problemas digestivos y enfermedades crónicas que afectan el corazón, hígado o riñones.

Los dentistas deben reconocer los problemas de estos pacientes antes de empezar un tratamiento porque las medicinas que ellos pueden estar tomando pueden interferir con las drogas usadas en el tratamiento dental.

A continuación aparecen algunos consejos que se aplican a las personas mayores, pero también son útiles para cualquier persona que reciba tratamiento dental.

Si el dentista prescribe antibióticos, tómelos cómo están indicados. En caso de diarrea, en especial si hay sangre, llame al dentista inmediatamente. Las personas ancianas no absorben los antibióticos tan pronto como los pacientes jóvenes.

Alunos antibióticos como tetraciclina pueden ser inactivados por antiácidos. El dentista debe estar alertado de cualquier medicina que usted esté tomando.

La aspirina es tomada frecuentemente para la artritis. Algunas dosis se acercan al grado tóxico y pueden causar reacciones serias con otras medicinas prescritas por el dentista. Hable con él si ésta es una posibilidad.

Los analgésicos con codeína son indicados para dolores de la boca pero esa sustancia produce el estreñimiento. Hable sobre esto con su dentista o farmacéutico antes de comprar la medicina.

Su dentista debe estar enterado de sus problemas de corazón, problemas con las válvulas y operaciones de derivación cardíaca antes de empezar un tratamiento. Algunas de estas condiciones requieren dosis de antibióticos antes de iniciarse el tratamiento.

En breve, antes de que el mejor tratamiento sea administrado, el dentista debe tener su historia médica completa, particularmente si usted es una persona mayor. Cualquier omisión puede llevar a consecuencias serias.

ODONTOLOGIA PARA EL PACIENTE MINUSVALIDO

La palabra "minusválido" comprende una amplia variedad de tipos de deterioro mental, físico y/o médico. El grado de deterioro o incapacidad, en muchos casos, depende en gran parte de la actitud del paciente. Los pacientes con incapacidad extrema están confinados en hospitales, hogares para ancianos o incluso en hogares privados. Otros están en sillas de ruedas porque les falta algún miembro de locomoción, están paralizados o bajo la influencia de altas dosis de medicamentos para poder pararse, caminar o desenvolverse por sí mismos sin causarse daño. Algunos son frágiles emocionalmente y deben ser tratados con cariño extremo, cuidado, comprensión y paciencia. Muchos de estos pacientes están sometidos a tratamiento psiquiátrico y se encuentran bajo la acción de tranquilizantes fuertes. También hay otros pacientes jóvenes y ancianos que reciben múltiples medicamentos para enfermedades crónicas como problemas del corazón, hígado, etc. Estas son sólo algunas de las incapacidades que la gente sufre.

Todos estos pacientes merecen y necesitan la misma calidad de cuidado dental que los pacientes no incapacitados, incluyendo restauraciones, colocación de coronas en dientes cariados, tratamiento de enfermedad periodontal, exámenes para cáncer oral, y quizás lo más importante sea la enseñanza de técnicas de prevención de enfermedades dentales. El cuidado en el hogar es uno de los aspectos más importantes entre las necesidades del paciente minusválido.

Imagínese a usted mismo en un mundo donde exprimir el dentífrico del tubo al cepillo de dientes sea una tarea principal porque usted no puede usar sus manos o brazos completamente. ¿Cómo siquiera empezaría a cepillarse los dientes? ¿Qué clase de cepillado esperaría obtener? Pero usted quiere ser un individuo autosuficiente.

Este es el mundo en el cual muchos pacientes dentales minusválidos deben vivir.

Estos pacientes dependen frecuentemente de enfermeras u otros ayudantes para sus tareas diarias. Desafortunadamente, los ayudantes responsables no siempre saben las necesidades dentales de las personas a su cargo. Siempre que sea posible, un dentista debería hablar con estos ayudantes y explicar los puntos básicos del cuidado en el hogar. Por ejemplo, muchos pacientes minusválidos usan una solución de fluoruro al 9 por ciento como sustituto de la pasta dentífrica. Para los pacientes con la boca seca se untan las encías con glicerina para evitar la sequedad e irritación. Dispositivos hechos a medida pueden conectarse a las sillas de ruedas para que los pacientes puedan usarlos para cepillarse los dientes, escribir, etc.

Muchos pacientes minusválidos deben ser vistos en su propio ambiente en vez de la oficina dental. De este modo el dentista sabrá de antemano qué es necesario para completar un tratamiento; de otra forma el profesional carecerá de los materiales y equipo adecuado.

Algunos dentistas tienen oficinas móviles y van al hogar de los pacientes que no pueden acudir a sus oficinas. Su sociedad dental local puede decirle si ese servicio está disponible en su comunidad.

Sin embargo, pienso que el mejor lugar para tratar a cualquier paciente es la oficina dental donde el profesional tiene todo el equipo e instrumentos. Las emergencias son por lo general mejor atendidas en una oficina dental bien equipada.

El acceso fácil a la oficina del dentista es de vital importancia para el paciente con incapacidades. Esto significa que la oficina debe estar situada en la planta baja del edificio o tener un ascensor adecuado; también debe haber puertas, corredores y habitaciones de tratamiento construidas para que las sillas de ruedas entren fácilmente.

Otras consideraciones importantes para pacientes minusválidos incluyen:

1. Haga una cita cuando sea conveniente para usted y el dentista;
2. Asegúrese que le den instrucciones escritas para después del tratamiento;
3. Cerciórese que el personal del dentista esté preparado para atender sus necesidades particulares así como cualquier emergencia;
4. Obtenga una recomendación para un buen dentista de otra persona minusválida.

Un dentista innovador puede buscar la forma en que los pacientes minusválidos atiendan sus propias necesidades dentales. Dos fuentes de asistencia para este tipo de pacientes pueden ser obtenidas de las clínicas dentales de la Administración de Veteranos y de los departamentos para cuidados de pacientes especiales en las escuelas de odontología (véase el índice para encontrar la dirección y número de teléfono de las escuelas cercanas a usted).

TRATAMIENTO DENTAL INCOMPETENTE

Los casos de tratamiento médica y dental inapropiado son costosos para todos. Ambos han atraído considerable atención pública y los seguros para cubrirlos han aumentado considerablemente en los últimos años. Muchos profesionales ya no pueden pagarlos de modo que ejercen su profesión sin tenerlos, limitan su práctica o abandonan la misma. El problema es crítico.

Yo pagaba $200 al año por $1 millón de cobertura hasta 1983. Hoy pago $3500 por la misma cobertura y los pagos se duplican cada año. Las proyecciones indican que los costos serán duplicados cada año durante los próximos diez años. ¿Quién paga estos costos? Usted, por supuesto, el consumidor. Esta es la forma en que operan los negocios; los precios deben ser aumentados cuando los gastos aumentan.

Usted necesita tres componentes para iniciar un juicio de ejercicio dental incompetente: un paciente, un dentista y un abogado. Por supuesto, los dentistas y los abogados se acusan unos a otros por el aumento de los seguros de tratamiento dental incompetente.

Demos una mirada al papel del paciente en el tratamiento dental incompetente. ¿Qué gana y qué pierde el paciente? ¿Cuándo es apropiado iniciar un juicio? ¿Cuáles son las otras alternativas que tiene un paciente no satisfecho del cuidado dental?

La mayoría de las demandas por tratamiento dental incompetente no son mejor que una lotería. Veredictos de importancia contra dentistas son todavía muy raros. Muchos abogados que se ocupan de este tipo de casos requieren un anticipo antes que ningún trabajo se inicie en el caso. De acuerdo a las estadísticas legales, la mayoría de los casos de tratamiento dental incompetente cuestan de $10,000 a $30,000 para preparar. Los expertos que prestan declaración cobran de $250 a $1,000 por día. La mayoría de los veredictos oscilan entre $10,000 y $20,000, de manera que si usted no es adinerado, suficientemente enojado con su dentista para perjudicarlo a cualquier costo o tiene un caso de negligencia muy evidente contra el mismo, debe pensar muy bien antes de iniciar un juicio por tratamiento dental incompetente.

A no ser que el abogado acepte trabajar por un precio eventual (que es usualmente un tercio en un arreglo fuera de los tribunales, el 40 por ciento de la cantidad establecido por los tribunales o el 50 por ciento si el caso se apela), usted se arriesga a perder bastante. ¿Está usted tan enojado con su dentista? La pregunta que usted debe hacerse antes de buscar un abogado es: ¿Fue el dentista negligente o es que sólo no satisfizo las expectativas de usted? Probablemente usted ganará si se comunica directamente con el dentista para tratar de resolver la diferencia de opinión. Usted también debe considerar que, de acuerdo a las estadísticas, el 80 por ciento de las decisiones judiciales son a favor del dentista.

Se ha propuesto una legislación "REFORMA DE AGRAVIOS" para limitar los precios eventuales arreglados por los abogados, adjudicaciones financieras "por dolor y sufrimiento" y la cantidad adjudicada al peticionante. "AGRAVIO" es un término legal que significa "un error cometido en la persona de otro".

Una alternativa a la intervención judicial en disputas entre dentistas y sus pacientes es el *sistema de revisión entre colegas*.

Cada sociedad dental ha establecido un sistema de revisión para resolver los casos difíciles que surgen entre pacientes y dentistas. El sistema consiste en un comité especial formado por dentistas voluntarios que acuerdan considerar la calidad y la aptitud del cuidado dental proporcionado. Este comité se llama: *comité de revisión entre colegas.* Algunas sociedades dentales les llaman *arbitraje* o *comités de relaciones con los pacientes.* Usted puede buscar los nombres y teléfonos de asociaciones dentales estatales al final de este libro para ponerse en contacto con el sistema de revisión entre colegas en la zona donde vive.

Los miembros del comité de revisión entre colegas están entrenados para tratar los casos con imparcialidad. Además, nunca se cobra por la decisión del comité.

El proceso es simple para que los pacientes lo usen. A usted se le pide que escriba una carta con los datos del caso y la índole de su queja. El comité examinará los archivos dentales referentes a su tratamiento y hablará con usted y su dentista por separado. El comité incluso puede desear examinarlo si cree que ayudará a resolver el punto en cuestión.

Finalmente, usted y su dentista serán informados de las recomendaciones del comité. Este proceso puede tomar desde unas semanas hasta algunos meses. Usted debe comprender que ningún dentista puede verse obligado a seguir las recomendaciones del comité de colegas. Pero muy pocos dentistas desean parecer irrazonables o ganar una reputación por ejercer la odontología de baja calidad. Si el comité de revisión entre colegas determina que usted ha recibido cuidado dental de baja calidad, recomendará que el tratamiento se realice de nuevo, ya sea por el dentista original, otro dentista o un especialista del área. Si un nuevo tratamiento es indicado, el paciente no incurre en costos adicionales. La presión de los colegas en estos casos es muy fuerte si usted tiene una queja razonable.

Sin embargo, usted sólo puede usar este sistema si no hay un caso de tratamiento dental incompetente pendiente referente al problema en litigio. La revisión por los colegas es un sistema simple que puede generalmente rectificar su problema en una forma objetiva y rápida. Debido a que en estos casos no hay honorarios de abogados, serán más beneficiosos para usted que un caso largo en los tribunales de justicia. El paciente puede iniciar un juicio por tratamiento dental incompetente si no está de acuerdo con el resultado y las recomendaciones del comité de colegas.

TECNICOS DENTALES (DENTURISTAS)

Una persona que no es dentista que fabrica dentaduras postizas del principio al fin, incluyendo ajuste, realineación, etc., es llamado denturista. Este profesional generalmente trabaja sin la supervisión de un dentista.

El denturismo es legal en Canadá desde hace más de veinticinco años y se considera que los denturistas proveen el 66 por ciento de las dentaduras postizas de los canadienses. El denturismo en los Estados Unidos es todavía un experimento como una alternativa posible en la administración de servicios de salud. Se ha aprobado legislación para legalizar el denturismo en los Estados Unidos, en Arizona, Colorado, Idaho, Maine, Montana y Oregón. Hay propuestas de legislación en California, Illinois, Misisipí, Dakota del Norte y Washington.

Los denturistas se están organizando en más de veinte estados para obtener la legalización de sus servicios. Su organización nacional es llamada Asociación Nacional de Denturistas (National Denturists Association o NDA).

Hay en la actualidad mucha controversia sobre el tema del denturismo. La Asociación Americana de Jubilados (AARP) es una de las organizaciones más grandes del país que apoya el denturismo. Ellos creen que una alternativa en la administración de servicios de salud para proveer dentaduras postizas a los pacientes permitirá a los dentistas "concentrarse en la prevención y tratamiento de enfermedades de la boca". Esta organización también sugiere que el público deba evaluar los servicios que un denturista y un dentista pueden proveer.

¿Tiene el público experiencia para evaluar esa clase de servicios? Vincent Shuck, secretario del Consejo en Servicios Protésicos y Relaciones entre Laboratorios Dentales de la ADA, dice que no. El cree que el público apoya el denturismo solamente por razones económicas y este factor no debe dictar una decisión que no es económica sino referente a la salud.

Además, Vincent Shuck dice que los estados tienen programas de acceso para pacientes en los grupos socioeconómicos bajos. Estos programas permiten al paciente obtener dentaduras postizas a costos muy reducidos o frecuentemente gratis cuando las circunstancias así lo indican. Estos programas son administrados por dentistas bien entrenados y con licencia.

El consumidor que está pensando usar los servicios de un denturista debe considerar ciertos hechos con mucho cuidado. Primero, está la cuestión del entrenamiento. Los denturistas reciben mucho menos entrenamiento que los dentistas o prostodoncistas que tienen por lo menos dos años de entrenamiento después de la escuela dental.

Los primeros denturistas en los Estados Unidos fueron y todavía siguen siendo técnicos de laboratorio dental. La mayoría de estas personas aprenden su oficio con el trabajo diario aunque algunas toman cursos que duran de seis meses hasta dos años. No hay programas formales de entrenamiento en los Estados Unidos. En los estados donde el denturismo está legalizado, se requiere una licencia. Sin embargo, la cantidad y calidad del entrenamiento varía mucho de estado a estado. Muchos estados establecen pautas para las escuelas de denturismo que han comenzado a desarrollarse y ayudan a los estudiantes. En Canadá, existen escuelas de denturismo desde hace muchos años. Los requisitos para otorgar licencias también varían mucho de provincia a provincia.

Hay muchas preguntas que deben ser contestadas sobre los denturistas y el futuro del denturismo en los Estados Unidos.

1. ¿Qué clase de estudios tiene el denturista para tomar impresiones (réplicas de la boca) de los pacientes? ¿Cómo aprende a determinar la relación de las mandíbulas? ¿Cómo aprende a ajustar dentaduras? ¿Cómo adquiere la experiencia necesaria para tratar pacientes con seguridad y efectividad? ¿Proveerán las escuelas dentales los programas y cuánto durarán? ¿Cuáles serán los requisitos para ingresar en los programas? ¿Quién acreditará los programas?
2. ¿Quién otorgará licencias en cada estado? ¿Qué debe incluirse en el examen para la licencia? ¿Quién tomará los exámenes? ¿Cuál será el

criterio para el examen de denturista en un estado? ¿Cómo se establecerá la idoneidad para renovar la licencia?
3. ¿Cuál será la esfera de acción del denturismo? ¿Quién vigilará que la calidad del cuidado al paciente sea mantenida? ¿Quién determinará las regulaciones para administrar el denturismo?

Estas son todas preguntas importantes que deben ser contestadas antes de otorgar licencias a los denturistas para que traten a los consumidores.

Muchos pacientes no entienden la diferencia entre dentistas y denturistas. Deben preocuparse por la calidad del tratamiento que reciben. Las personas que necesitan dentaduras postizas necesitan cuidado especial de parte de profesionales competentes al igual que los pacientes con otros problemas dentales. En el capítulo referente a prostodoncia expliqué los pasos necesarios para hacer una dentadura postiza, las opciones a considerar y los problemas que pueden surgir. Con esa información, no puedo imaginar cómo puede elegir un buen consumidor un denturista cuando se trata de su dentadura postiza.

HIGIENISTAS SIN SUPERVISION

Los técnicos dentales que quieren ejercer la odontología sin supervisión están luchando por ser reconocidos como denturistas. Ahora los higienistas dentales también quieren ejercer su profesión sin la supervisión de un dentista.

Colorado va adelante en esta área y el 1° de julio de 1986 se convirtió en el primer estado en permitir la práctica de la higiene dental sin supervisión como resultado de la ley S.B.2.

Es posible que otros estados como Washington sigan el ejemplo de Colorado con legislación similar, y los consumidores deben saber qué implica el cambio. Los higienistas sin supervisión podrán desempeñar las siguientes funciones:

1. Podrán administrar anestesia tópica (en la superficie) a sus pacientes.
2. Podrán aplicar fluoruro u otra terapéutica dental aceptable que prevenga enfermedades de la boca.
3. Podrán recoger información para ser usada por un dentista en el diagnóstico y tratamiento de problemas dentales. Además, podrán hacer exámenes para descubrir caries y cavidades periodontales (que pueden indicar el comienzo de enfermedades periodontales).
4. Podrán remover tejido enfermo de las paredes de las cavidades periodontales a fin de estimular la cicatrización de esas cavidades.

5. Podrán remover cualquier tipo de depósitos o manchas de la superficie de los dientes usando las manos o instrumentos mecánicos. Esto incluye lustrar y suavizar las superficies dentales naturales o restauradas.

La ley de Colorado también permite que los higienistas dentales compren o alquilen los lugares donde ejercen su profesión y el equipo necesario para el ejercicio de la misma. Se piensa que un higienista dental sin supervisión será raro, debido a los gastos que exige el establecimiento de una práctica.

¿Qué pasa si el higienista no hace el trabajo debidamente? El mismo puede ser disciplinado por la junta dental estatal por no recomendar al paciente que visite a un dentista por problemas que están más allá del campo de la higiene dental.

La ADA informa que Washington tiene las mismas medidas establecidas que Colorado para permitir que los higienistas dentales trabajen sin supervisión, pero estas medidas han sido sólo propuestas y no aprobadas hasta el momento de escribir este libro.

Si la tendencia de los denturistas e higienistas dentales continúa, la palabra "paradental" (como paralegal y paramédico) puede aparecer muy pronto en la odontología. Esto podría ser el principio de una nueva era en la profesión. ¿Puede este cambio significar que los servicios y costos beneficiarán al consumidor dental?

TEMOR AL TRATAMIENTO DENTAL

A la mayoría de la gente no le gusta ir al dentista. Muchos dicen "Odio los dentistas" pero, no es así; lo que odian es lo que los mismos hacen.

Muchas personas llevan el miedo muy lejos. Por ejemplo, alguien que es realmente un fóbico dental hará un camino mucho más largo para ir y venir del trabajo con tal de no pasar por la oficina del dentista. Eso es raro; pero un miedo menos intenso es desafortunadamente muy común. Alrededor del 80 por ciento de la población tiene temores asociados con el tratamiento dental. Para 6 a 10 millones de personas en los Estados Unidos, el miedo es tan extremo que sólo se someten al cuidado dental cuando tienen dolor intenso y problemas serios.

La única manera de sobrepasar el miedo es conocer su causa. Los temores, ya sea a los ascensores, carreteras, hablar en público o al dentista, tienen una causa que produce una sensación desagradable referente a la situación. Dos cosas encabezan la lista de miedo al dentista y son: Las inyecciones dentales y la fresa. ¿Por qué se originan estos y otros temores? Muchas veces los mismos se derivan de los padres que precondicionan a sus hijos a tener miedo. El precondicionamiento generalmente ocurre sútilmente, aunque algunas veces es obvio. Por ejemplo, una madre puede decir: "Chris, si no te portas bien, te voy a llevar al dentista para que te saque todos los dientes". Historias (reales o no) que todos oímos de cosas horribles ocurridas a las manos de algún dentista también influyen mucho. Muchas veces, la persona que cuenta la anécdota ha tenido una experiencia tan mala que le ha dejado una marca para toda la vida. Es importante entender que nuestro miedo al dentista no es único y que hay maneras de controlar este sentimiento.

Los dentistas pueden usar calmantes o tranquilizantes para los pacientes que tienen mayor temor. No usar sedación oral o intravenosa tiene algunos riesgos. Más de un cuarto de las oficinas dentales usan gas de óxido nitroso llamado el "gas de la risa" para ayudar a los pacientes a superar el miedo y la ansiedad. Sin embargo, puede ser peligroso para los pacientes que tienen ciertos problemas médicos. La mayoría de las técnicas usadas actualmente en las oficinas dentales son relativamente seguras, pero no hay medicamento que esté totalmente libre de riesgos o efectos secundarios.

El camino lógico para eliminar el miedo es tratar la causa, no sólo los síntomas; sin embargo, esfuerzos a este respecto sólo han comenzado en la odontología. Los psicoterapeutas usan técnicas de desensibilización para ayudar a los pacientes con todo tipo de temores, incluyendo el temor al dentista. El método de más éxito hace que el paciente prepare una lista con los aspectos que más le atemorizan del tratamiento. Organiza la lista comenzando con lo que menos le atemoriza y progresa hasta lo que más le atemoriza. Luego se hace que los pacientes asocien cada situación en su mente con una experiencia agradable y piensen durante algunos momentos sobre ellas en pares (lo desagradable con lo agradable). Cuando una situación ya no origina ansiedad, el paciente pasa a la próxima situación en la lista hasta terminar con ella. La mejor manera de realizar este proceso es bajo la supervisión de un terapeuta bien entrenado.

Otro método consiste en distraerse a sí mismo oyendo cintas grabadas para ayudar a relajarse o leyendo listas de cosas a comprar. En el caso de otra técnica, los pacientes son entrenados en respirar a un ritmo de ocho aspiraciones por minuto. Este ejercicio de relajación mantiene la atención del paciente en otra cosa de lo que para ellos es una experiencia atemorizante.

Una de las mejores maneras de enfrentar el temor al dentista es también la más simple: la comunicación entre el dentista y el paciente. Si el paciente sabe qué va a ocurrir y puede expresar sus necesidades rápidamente, se sentirá menos desamparado y ansioso. Algunas formas de mejorar la comunicación incluyen crear señales con las manos para indicar la necesidad de un descanso, de que la anestesia no es suficiente o de que el paciente desea terminar el tratamiento por ese día. Si el dentista y el paciente se pusieran de acuerdo sobre las señales antes de comenzar el tratamiento, muchas personas se sentirían más seguras y en control de la situación.

El ejercicio de la odontología implica la participación de dos sujetos: el paciente y el dentista. Cada parte tiene la responsabilidad de comunicarse con la otra. El dentista debe explicar en detalle el procedimiento a realizarse y asegurarle a usted, el paciente, que el tratamiento no se hará sin la anestesia adecuada. Usted, a su vez, debe hacer preguntas que le ayuden a disipar sus temores. Este es un buen principio y tiene la mejor probabilidad de llevar a una experiencia positiva para ambos, usted y el dentista.

Hoy, en muchos campos de la medicina, la gente trata de enfrentar los sentimientos de ansiedad e inquietud en vez de recibir terapia con medicinas. Hacer lo mismo en el campo de la odontología también es una buena idea.

SEDACION DENTAL

La sedación intravenosa (I.V.) es uno de los métodos disponibles para aliviar la ansiedad dental, pero, en mi opinión, tal procedimiento debe ser el último recurso en vez de parte de la rutina en el tratamiento de pacientes. Esta sedación es un procedimiento serio y tiene riesgos que pueden poner en peligro la vida. Casi todos los tratamientos dentales pueden realizarse cómodamente con un anestésico local (Xylocaína o Carbocaine). Por consiguiente, la administración de sedación intravenosa en cualquier visita dental debe ser una excepción. Las excepciones pueden incluir un paciente que tiene un miedo irracional al dentista (fobia dental) o un paciente que necesita cirugía ortognática. Que usted tiemble al sonido de la fresa *no* es una razón válida. Cuando se considere el uso de sedación intravenosa, el paciente debe ser completamente informado de los riesgos de las drogas a usarse y tener la oportunidad de pesar los riesgos contra los beneficios potenciales en el uso de las mismas.

Para la sedación dental se usa una o más de las siguientes drogas: Nembutal, Demerol, Scopolamine o Valium. Los riesgos del uso de estas drogas son que las mismas pueden causar falla respiratoria y/o cardíaca o también una reacción alérgica. Cualquiera o todas estas complicaciones pueden ser mortales. El uso apropiado de estas drogas lo determina la persona que la administra observando los síntomas del paciente. Casi sin excepción, la mayoría de las autoridades concuerdan en que debe haber *siempre* una persona responsable de la administración de la anestesia y observación del paciente y otra persona para administrar el tratamiento dental. *Nunca* le aconsejaré que le permita a un dentista tratarlo sin que tenga un ayudante bien entrenado para administrar sedación y controlar los signos vitales (presión sanguínea, respiración, pulso, temperatura, etc.). He observado muchos casos que terminaron en la muerte o el daño cerebral debido a una forma inadecuada de controlar al paciente. A no ser que el dentista haga sedaciones intravenosas como parte de una rutina regular, el profesional generalmente tendrá que atenderlo en un hospital o clínica quirúrgica para contar con personal bien entrenado y el equipo adecuado en caso de emergencia.

Si usted no está seguro de usar o no sedación intravenosa, hable con varios dentistas en su área para ver si emplean ese método para el mismo procedimiento.

Acutalmente, en la mayoría de los estados cualquier dentista con licencia puede administrar sedación intravenosa, con pocos controles de seguridad de parte del estado. Este es un caso donde grupos de consumidores podrían y deberían involucrarse con las juntas dentales estatales. Pienso que en este aspecto las regulaciones y la legislación no han progresado al mismo ritmo que la tecnología. Las regulaciones que han sido instituidas distinguen entre *anestesia general* (o sedación inconsciente) y *sedación consciente.*

¿Cuál es la diferencia? No hay casi ninguna. Esto es solamente un juego de palabras. La anestesia general es un estado en que el paciente no responde a mandatos verbales, y los signos vitales como la respiración pueden necesitar asistencia. La sedación consciente, por el contrario, significa que los pacientes responden a mandatos verbales y no requieren asistencia. Hay una diferencia muy sútil entre sedación consciente y anestesia general. Además, pequeños incrementos de una droga inyectada para sedación consciente puede producir anestesia general. Aquí está el peligro.

Pienso que la sedación intravenosa sólo debe ser usada por un dentista que ha recibido entrenamiento avanzado especial en administrar este tipo de anestesia.

En agosto de 1985, la ADA desarrolló un curso de acción en lo que se refiere a sedación intravenosa para las organizaciones dentales estatals. En general, el programa pedía "educación formal continua con respecto al uso de técnicas de sedación consciente y un año mínimo en un programa de educación avanzada para el uso de sedación profunda y anestesia general".

La ADA también desea que cada estado establezca sus propios requerimientos educativos y realice inspecciones en las oficinas dentales que usan sedación intravenosa. La razón para esto es que muchos de ellos no tienen regulaciones al respecto. Como consecuencia, algunos dentistas toman cursos de entrenamiento que duran varias semanas y otros toman cursos de muy poca duración. Muchos estados tampoco tienen regulaciones para equipos y medicinas necesarias para mantener la vida en el ámbito de la oficina dental. La mayoría de las autoridades concuerdan que son necesarias regulaciones más estrictas. En California, representantes de las cinco escuelas de odontología concuerdan que un dentista no debe tener menos de 150 horas de entrenamiento para administrar sedación intravenosa. Sin embargo, otras autoridades en la profesión piensan que incluso más horas de entrenamiento son necesarias. La controversia continúa. ¿Su estado ha hecho algo para acatar las regulaciones de la ADA?

La sedación intravenosa ha mantenido un buen record de seguridad a pesar de algunos casos sensacionales. No estoy seguro si esto se debe a la dificultad en obtener datos de tales casos, al uso relativamente infrecuente de la sedación intravenosa entre los dentistas o bien una combinación de estas dos razones.

Una manera de reducir el temor al dentista sin los riesgos de la sedación profunda es la sedación oral. Valium, Librium, Paxipam, Xanax y Halcion son usados para este propósito. Son generalmente administrados una hora antes del tratamiento dental. Estas drogas tienen básicamente el mismo efecto que la sedación inconsciente sin los riesgos de introducir la droga directamente en el torrente circulatorio.

Los defensores de la sedación intravenosa sostienen que la sedación oral no es tan previsible como la intravenosa porque los pacientes tienen diferentes límites de tolerancia a las distintas drogas. Después de dedicar alrededor de veinte años al cuidado de pacientes todavía no he encontrado a nadie (aparte de las personas que abusan de drogas) cuyo temor no pueda reducirse usando sedación oral.

No quiero hacer pensar que la sedación oral carezca de riesgos potenciales. Sin embargo, la absorción de las drogas por vía oral es más lenta y por consiguiente, más segura como regla general que la absorción de las drogas en el torrente circulatorio. Cualquier reacción a la droga también ocurrirá en forma más lenta haciendo que el problema pueda resolverse más fácilmente. Las drogas introducidas en el torrente circulatorio se distribuyen muy rápido a través del cuerpo.

Independientemente del tipo de sedación que se use, su dentista debe asegurarse que cuando usted termina la visita esté acompañado por un adulto responsable hasta que llegue a su hogar, que se hayan tomado instrucciones escritas sobre el cuidado postoperatorio y que usted tenga un número telefónico adonde pueda llamar en caso de emergencia. Estos detalles deben arreglarse antes del tratamiento.

Idealmente, lo mejor sería que usted no necesitara sedación intravenosa u oral. Trate de disminuir su temor al dentista con el uso de técnicas de relajación y desensibilización. Discuta las alternativas con su dentista; usted verá que conocerlo bien y tener confianza en él le ayudará muchísimo en su propósito de disminuir la ansiedad.

DENTISTAS QUE SE HACEN PUBLICIDAD

En 1977, la Corte Suprema de los Estados Unidos estableció que prohibir a los abogados usar publicidad violaba la cláusula de libertad de expresión de la Primera Enmienda de la Constitución. Antes de esta decisión a los dentistas que deseaban ser miembros de la ADA el Comité de Etica de dicha asociación les tenía prohibido hacerse publicidad. La ADA expresaba que se trataba de una cuestión ética y no legal. Además, se deseaba que la práctica dental creciera mediante referencias de pacientes satisfechos.

Pero, incluso antes de 1977, algunos dentistas que no les importaba ser miembros de la ADA se hacían publicidad. A partir del año 1977, muchos dentistas empezaron a comprar publicidad para sí mismos. Actualmente, el consumidor debe tener cuidado porque algunas propagandas, en mi opinión, son falsas y engañadoras.

Permítame que le dé algunos ejemplos. Recientemente, vi la propaganda de un dentista que ofrecía precios "del 20 al 50 por ciento menos". ¿Menos que qué? Otro dentista manifestaba que su práctica pone "énfasis en los niños". ¿Sabe el consumidor común y corriente si este dentista ejerce la odontología general y desea primordialmente tratar a niños o si es un dentista especializado en odontología pediátrica?

Algunos dentistas están listados en la sección especial de las páginas amarillas de la guía telefónica bajo el título "Odontología Cosmética", "Odontología Familiar", "Desórdenes TMJ", "Implantes", etc. Estas especialidades no son reconocidas por la Asociación Dental Americana y no hay programas especiales para obtener entrenamiento adicional en estas áreas. La lista de ejemplos no tiene fin. Es de esperar que estos casos de publicidad representen la excepción y no la regla. Los consumidores deben entender que realmente existe un problema grave.

Debe quedar muy claro para los pacientes que el dentista no sólo tiene personal, equipo, repuestos y seguro que pagar. Un hecho clave en el ejercicio de la profesión implica la publicidad directa e indirecta. La publicidad indirecta comprende la participación en actividades de servicio a la comunidad, como ferias de la salud y también en organizaciones cívicas o relacionadas con la juventud. La publicidad directa incluye producir cartas para los pacientes, avisos de publicidad para televisión y diarios e incluso lápices, llaveros o cualquier otro objeto que tenga el nombre y dirección del dentista. El costo de estos elementos de promoción debe ser absorbido por alguien. Ese alguien es usted, el paciente. Cuando los precios publicados por el dentista parecen bajos en relación a los precios de otros dentistas de la comunidad, es una buena idea examinar de cerca la calidad del servicio que se ofrece.

¿Es el dentista que se hace publicidad bueno o malo? Pienso que hay un potencial bueno al permitir que los profesionales usen la publicidad, incluso dado el estado desagradable de las cosas en el presente.

Sin embargo, creo que el problema es que algunos dentistas están usando agencias de publicidad que no tienen familiaridad con los servicios de salud para crear sus avisos. Estas agencias están acostumbradas a promover servicios de limpieza, repuestos para edificios, servicios de secretarias o cosas parecidas. Estos no son servicios de salud y no deberían ser promovidos en la misma forma. Los servicios de salud son únicos en referencia a su carácter por lo general irreversible y porque tienen efectos que duran toda la vida.

La necesidad de legislación en las artes de curar debe ser obvio. Existe el Código de Etica de la ADA para los dentistas. Ahora estas reglas de Etica deben ser reforzadas por las sociedades dentales, agencias federales y grupos de consumidores. Esta es la única forma en que los consumidores de servicios de salud pueden asegurarse que los proveedores de estos servicios no se presenten en forma falsa y engañosa. Póngase en contacto con su sociedad dental local cuando tenga preguntas sobre las aptitudes de un dentista o los servicios que ofrece. La sociedad dental de su área generalmente le dirá si hay alguna queja sobre el dentista en cuestión.

ODONTOLOGIA: SUMINISTRO Y DEMANDA

El tema de la salud pública dental sugiere que analicemos las interrelaciones entre los planificadores de salud del gobierno (dentistas en el campo de la salud pública), dentistas en práctica privada y dentistas en instituciones educativas. Se dio inicio a una relación muy estrecha entre estos grupos en los años 1960 y 1970.

"Necesitamos más dentistas" era el grito popular. Una respuesta significativa de los legisladores fue el Programa Educacional de Asistencia para las Profesiones de la Salud de 1963. La versión más reciente fue el Programa Educacional de Asistencia para las Profesiones de la Salud en 1976. Básicamente, estos programas permiten que las escuelas de odontología sean elegibles para recibir dinero del gobierno federal teniendo en cuenta el número de estudiantes aceptados en las mismas. A cambio de eso, las escuelas acuerdan aumentar la cantidad de profesores y estudiantes. La administración política actual no apoya la continuación de los programas previos de educación en el campo de la salud. Este es el comienzo histórico que le dará a usted una base para entender los problemas actuales que afectan directamente a la profesión dental entera e indirectamente al consumidor de cuidado dental. Ahora revisemos la historia.

Un notable educador dijo lo siguiente: "Las escuelas se convirtieron en víctimas del aumento de los costos, el mayor número de estudiantes y la eventual disminución de la ayuda federal. Quizás lo más costoso que las escuelas debían tener como requisito para obtener ayuda del gobierno fue el mantenimiento de un aumento en el número de estudiantes". Fue un plan grandioso, pero no tomó en cuenta muchos hechos desconocidos.

Si la ayuda federal termina, ¿qué influencia directa tendrá en la calidad de la educación ofrecida por las escuelas de odontología? ¿Será la odontología menos atractiva como profesión a causa del aumento en el número de dentistas en la práctica privada? ¿Será que los candidatos con menos capacidad y menos preparación serán aceptados por las escuelas de odontología porque los mejores candidatos se interesan por carreras con un futuro más prometedor? ¿Será el consumidor, al final, el perdedor? Pienso que la respuesta a todas estas preguntas es un sí enfático.

En resumen, a continuación detallo los hechos ocurridos entre 1970 y 1980, lo que apoya mis razones para responder que sí a las preguntas anteriores. Primero, la población de los Estados Unidos aumentó un 11 por ciento entre 1970 y 1980, mientras el número de dentistas en el ejercicio de la profesión aumentó un 26 por ciento.

Segundo, el costo de cuidado dental entre 1970 y 1980 aumentó en la misma proporción que la inflación. En otras palabras, el plan del gobierno no estaba dando los resultados previstos. Las personas encargadas de planificar el campo de la salud dieron por sentado que la competencia entre dentistas significaría servicios menos costosos.

Tercero, las visitas "por persona" para cuidado dental permanecieron relativamente constantes. El gobierno supuso que más dentistas en el campo laboral daría por resultado un número mayor de pacientes que recibieran asistencia dental. También el gobierno dio por sentado que un aumento en la competencia por pacientes motivaría a los dentistas a atraer a los mismos a sus oficinas. Nuevamente, el plan no dio los resultados previstos.

Nadie relacionado con el planeamiento de educación en salud dental pudo prever el efecto que el uso del fluoruro y los programas de odontología preventiva tendrían para disminuir la necesidad de los dentistas. Esto fue tan difícil de prever como la disminución de los nacimientos en los Estados Unidos que resultó en menos pacientes.

Los funcionarios públicos que prepararon el planeamiento dental creyeron que la teoría del suministro y demanda se aplicaría también al campo de la odontología. Ellos estuvieron equivocados pues ignoraron muchos aspectos importantes de la inflación. Específicamente, los pacientes de la clase media, sin mencionar aquellos de menos recursos económicos, consideraron el cuidado dental como un gasto electivo.

¿Cómo es posible que los encargados del planeamiento de la salud dental se hayan equivocado tanto sobre el efecto de crear un exceso de dentistas? He aquí mi opinión personal. Milton Friedman, el autor de *Free to Choose,* proveyó el modelo que los planificadores usaron para la teoría del suministro y la demanda en lo que se refiere a proveer cuidado de la salud.

Pocos conocen algo de la investigación de Friedman más allá del principio que en la economía se conoce con el nombre de suministro y demanda. Su razonamiento del suministro y demanda en las profesiones de la salud estuvo basado en su tesis doctoral completada en 1941. La investigación para su tesis llegó a la conclusión de que el número de médicos de 1910 a 1920 había disminuido notablemente y que en 1930 el número de los mismos en los Estados Unidos no era mucho mayor que en 1910. Cuando Milton Friedman comparó el aumento en la población con la desproporcionada disminución en el número de médicos, concluyó que los precios que cobraban los mismos eran proporcionalmente altos. En otras palabras, la conclusión fue que los médicos habían "creado" una escasez de profesionales para aumentar el costo del cuidado médico.

Su tesis sobre la profesión médica fue usada como pronosticador para manipular la profesión dental. Esta tesis fue la base para el plan del gobierno federal que defendía el uso de los fondos públicos, proporcionados a través de la Ley de Asistencia Educativa para las Profesiones en el Campo de la Salud. La razón del plan fue disminuir el costo del cuidado dental en nuestro país usando fondos federales para ampliar los edificios y el número de profesores en las escuelas de medicina y odontología, como así también el número de estudiantes profesionales graduados.

Las estadísticas han demostrado que Milton Friedman está equivocado. La base de su tesis fue errónea porque se refería a cifras compiladas más de treinta años antes de la institución de su teoría al comienzo de los años 60. El tiempo ha comprobado que los datos sobre el cuidado de la salud que él presentó fueron circunstanciales, anticuados y analizados incorrectamente. El tiempo también ha demostrado que las influencias de la profesión médica no necesariamente afectan la profesión dental.

Desde mediados de los años 60 hasta finales de los años 70, el gobierno federal dio por buena la teoría de Milton Friedman (como lo hicieron muchas otras autoridades). Sin embargo, después de un escrutinio severo, el gobierno del presidente Reagan descubrió que lo que se ve bien en teoría no siempre puede ponerse en práctica. Las estadísticas actuales no apoyan su teoría. Como resultado, la ayuda federal a las escuelas de medicina y odontología se dio por terminada.

En resumen, la mayor competencia no disminuyó los costos para el cuidado de la salud. En efecto, las estadísticas actuales indican que los mismos, en general, han aumentado mucho más rápido que el incremento de inflación de los productos de consumo. Pienso que cualquier economista estaría de acuerdo en que hay dos maneras de hacer la misma cantidad de dinero en una economía deprimida: proveer más servicios y cobrar más. Lo último parece probable en este caso a causa de que son necesarios menos servicios debido a una disminución en el número de pacientes.

Con más dentistas en el campo laboral y menos pacientes disponibles, menos personas quieren poner en juego el tiempo y el dinero para obtener una educación profesional en el campo de la salud. La revista *Journal of Dental Education* informó recientemente que el número de solicitantes para ingresar en las escuelas de odontología ha disminuido dos tercios en la última decada. Más específicamente, hay en la actualidad 1.1 solicitantes por cada vacante en las escuelas dentales del país. Esto significa que casi cualquiera puede ser aceptado en la escuela de odontología actualmente. Además, las notas en las pruebas de aptitud de los estudiantes aceptados (y de los solicitantes) en las escuelas de odontología son significativamente más bajas hoy que en ninguna otra época de la historia de nuestro país.

El público como consumidor debe apoyar la educación profesional, pero solamente si no proporciona un exceso de graduados. La superproducción de profesionales los hace más vulnerables a prácticas económicas encaminadas a sobrevivir. Al escribir este libro, tres escuelas dentales están cerrando sus puertas y por lo menos otras seis están haciendo un gran esfuerzo para evitar que les suceda lo mismo. Varias otras en el país están disminuyendo la inscripción de nuevos alumnos en por lo menos el 50 por ciento. Quizás el péndulo está inclinándose demasiado en la otra dirección. Esto tampoco representa el interés del consumidor. Y así volvemos al lugar donde empezamos esta historia.

Lamento mucho tener que dejar el tema de la odontología y la salud pública con una nota sombría. Pero el planeamiento de la salud es similar a la predicción del tiempo. Incluso los que preparan los informes meteorológicos han resuelto hablar de sus resultados en términos de probabilidades. Hay muchas cosas desconocidas para ser el 100 por cien precisas. Esta es una buena lección que los planificadores del cuidado de la salud están intentando corregir. Ellos se ocupan de una ciencia muy inexacta.

11

TENSION (STRESS) Y SU RELACION CON LA ODONTOLOGIA

En el mundo rápido de hoy no es fuera de lo común que la gente sienta una gran cantidad de tensión en su vida diaria. Muchos de nosotros contrarrestamos la tensión con ejercicios o con sistemas de biorretroalimentación. Sin embargo, algunos de nosotros descargamos la tensión en nuestro propio cuerpo. Muchas autoridades consideran que el bruxismo (rechinamiento de los dientes) y los problemas de la articulación temporomaxilar (TMJ) están directamente relacionados con la tensión. La articulación temporomandibular es la conexión de la mandíbula inferior con la superior.

La única cura positiva para los problemas anteriormente mencionados es cambiar el estilo de vida. Como la mayoría de nosotros no está en condiciones para hacer esto, tenemos que encontrar otros métodos que disminuyan los síntomas. Muchos dentistas generales y especialistas están muy interesados en esta rama de la odontología. Hay muy poco entrenamiento formal en esta área en las escuelas de medicina actuales, pero la información es difundida a la comunidad dental a través de cursos para posgraduados.

Si usted tiene problemas con el bruxismo o la articulación temporomaxilar, póngase en contacto con un cirujano bucal y maxilofacial, periodontista, prostodoncista o su dentista general, y explíquele la situación. Uno de ellos podrá recomendarle a algún profesional en su área que trate su tipo de problema.

Como no hay soluciones fáciles para estos casos, el tratamiento puede extenderse por un período de tiempo largo. Mucha gente no se cura pero usualmente experimenta algún alivio de los síntomas.

Ahora analicemos cada uno de estos dos problemas más de cerca.

BRUXISMO (RECHINAMIENTO DE LOS DIENTES)

El bruxismo (rechinamiento de los dientes) causa la destrucción del hueso que sostiene la encía. Eventualmente, esto lleva a problemas de la articulación temporomandibular (ver la próxima sección de este capítulo). Mucha gente no se da cuenta que tiene el problema hasta que su esposo/esposa comenta que hacen un sonido horrible con los dientes mientras duermen.

"La gente sometida a tensión frota los dientes con frecuencia", escribe la doctora Norma Scott Kinzer en su libro, *Stress and the American Woman* (La tensión y la mujer norteamericana). La Dra. Kinzer, experta en tensión, fue Directora Adjunta del Proyecto Athena, un estudio sobre las primeras mujeres cadetes en la academia militar de West Point. ¡Eso si que es tensión!

La misma doctora Kinzer admite ser "campeona en frotar los dientes". Ella dice tener "testimonio vivo de la relación entre la tensión y las cuentas dentales costosas". Además, la doctora cree que "frotar los dientes" es uno de los problemas dentales más serios en los Estados Unidos en la actualidad.

¿Cuánta gente en los Estados Unidos rechina los dientes? Algunas estimaciones registran una incidencia desde el 30 hasta el 100 por cien en la población adulta.

El doctor Edward Wilkinson, antiguo Director del Departamento de Periodoncia del Centro Médico de la Fuerza Aérea Norteamericana en San Antonio, Tejas, concuerda que la tensión es una causa importante cuando los pacientes frotan los dientes. Pero su experiencia clínica ha demostrado que la tensión no es la única causa; por ejemplo, una obturación alta puede causar el bruxismo. Las causas son tan discutibles como las curas.

El doctor Wilkinson dice que los pacientes que frotan los dientes corren el riesgo de tener otros problemas como los asociados con la articulación de la mandíbula después de una prolongada historia del hábito. Este profesional también manifiesta que los pacientes con problemas en la articulación temporomaxilar, dolor de cabeza, dolor en las mandíbulas o que rechinan los dientes necesitan pronto tratamiento.

El doctor John Rugh, profesor del Centro de Salud y Ciencia de la Universidad de Tejas, está realizando estudios para reexaminar las terapias para el bruxismo y los resultados en los casos tratados. El Dr. Rugh cree que muchas terapias usadas por los dentistas no son efectivas. Por ejemplo, el ajustar la mordedura de un paciente no hace que el mismo deje de rechinar los dientes. Incluso, si todos los dientes son removidos, el paciente continúa con el movimiento de frotar los dientes. El Dr. Rugh cree que la causa primaria del problema, o sea la tensión, debe ser eliminada antes de iniciar un tratamiento.

El doctor Rugh, trabajando con el Dr. Charles Burger, un ingeniero biomecánico, usaron un aparato para detectar la actividad muscular de la mandíbula en pacientes que frotan los dientes durante el sueño. Sus estudios indicaron que el bruxismo está directamente relacionado a situaciones de tensión diarias. El esposo y esposa de personas que frotan los dientes indican que los hábitos de su cónyuge los mantienen despiertos durante la noche. Una esposa informó que el ruido que hace su marido suena como el frotar de dos pedazos de madera ásperos.

Los niños también rechinan los dientes y pueden comenzar a hacerlo tan pronto como a los tres años de edad. Generalmente, pierden el hábito a los doce años. Los adultos usualmente empiezan a los veinte años de edad hasta los cuarenta. Todavía no se sabe si los niños con este hábito se convierten en adultos sin perderlo. Sin embargo, el bruxismo parece ocurrir entre los miembros de la misma familia. ¿Cuál es su significado? ¿Hay un factor genético responsable del mismo? ¿Es el bruxismo una respuesta aprendida de los padres para hacer frente a ciertos problemas? En otras palabras, ¿se aprende el bruxismo del medio ambiente?

Una *tablilla* es recomendada usualmente para adultos y niños. Pero, las tablillas son generalmente reservadas para casos en los cuales el hábito es destructivo para los dientes, músculos o la articulación temporomaxilar. Una tablilla es un instrumento plástico que encaja en los dientes y distribuye las fuerzas de frotamiento en forma pareja.

El Dr. Rugh y otras autoridades están de acuerdo en que la tablilla es una buena forma de controlar el bruxismo pero que no es una cura. El paciente debe tomar la iniciativa de encontrar la causa del problema. La oficina del dentista es un buen lugar para descubrir si usted frota los dientes; no se sorprenda si él le aconseja que busque maneras que le enseñen a relajarse.

La sociedad moderna pone muchas demandas en nuestra vida. A veces las mismas exceden nuestra habilidad para satisfacerlas. Cuando nuestra capacidad de enfrentar problemas llega al límite, el bruxismo puede ser la manera en que la naturaleza nos dice que aflojemos el ritmo de nuestra vida.

EL SINDROME DE LA ARTICULACION TEMPOROMAXILAR (TMJ)

La articulación temporomaxilar es la bisagra que conecta la mandíbula inferior con el hueso de la mandíbula superior. Varios estudios han estimado que alrededor del 20 por ciento de los norteamericanos tienen disfunción de la articulación temporomaxilar. Hay tres veces más casos entre las mujeres que entre los hombres; usualmente se manifiesta en pacientes durante la segunda a la cuarta década de vida.

Este síndrome es típicamente caracterizado por espasmos musculares que provocan dolor y debilidad muscular. Puede ser el resultado del tejido dañado en la articulación y/o los músculos.

Los síntomas principales de esta disfunción incluyen dolor en el área del oído extendiéndose hacia la parte baja de la cabeza, hacia la cara, el cuello y los hombros; un sonido al abrir y cerrar la boca; dolor parecido al dolor de muelas; dificultad en abrir la boca y masticar; mareos; sensación de tener el oído tapado; dolor de sinusitis y/o debilidad de los músculos de la mandíbula. La combinación de algunos de estos síntomas también puede estar presente en otras enfermedades. Por consiguiente, visite a su dentista para un diagnóstico preciso.

La articulación temporomaxilar funciona a través de cinco pares de músculos sostenidos a los huesos faciales. Estos músculos mueven las mandíbulas. Cada par de músculos debe funcionar en un balance apropiado de modo que las tensiones en cada costado de la mandíbula estén distribuidas en la forma más pareja posible. Si los músculos de la mandíbula no funcionan en armonía se puede originar un ciclo de espasmo-dolor-espasmo.

Los espasmos musculares dolorosos se llaman *dolores miofaciales.*

¿Cuáles son las causas del síndrome de la articulación temporomaxilar? Pueden ser la vejez, la artritis, el trauma en la articulación o una combinación de factores. Hace años se pensaba que la maloclusión era la mayor causa del síndrome, pero no es la única causa. El diagnóstico no es siempre fácil.

Su dentista puede hacerle algunas de las preguntas siguientes para ayudar en el diagnóstico.

1. ¿Cuándo empezó el problema?
2. ¿Ha recibido alguna herida en la mandíbula como un golpe, caída, accidente automovilístico, etc.?
3. Cuando tiene dolor, ¿en qué circunstancias ocurre?

4. ¿Cuánto tiempo dura el dolor?
5. ¿Tiene hábitos orales como apretar o frotar los dientes?

El tratamiento del síndrome temporomaxilar es bastante variable. Puede incluir asistencia emocional o técnicas de autocontrol para reducir la tensión, limar los dientes selectivamente para asegurarse que cierren correctamente; masaje muscular, relajantes o monitores de tensión para ayudar a romper el ciclo espasmo-dolor-espasmo; restauración y/o reemplazo de dientes para dar la óptima distribución de fuerzas en los músculos de la mandíbula durante la masticación; tratamiento de ortodoncia para obtener una oclusión balanceada; dietas livianas de corta duración para dar a los músculos de la mandíbula oportunidad de relajarse; y por último, cirugía para corregir una articulación en estado degenerativo.

Toma tiempo y paciencia tratar una condición de larga duración como el síndrome de la articulación temporomaxilar. El primero y quizás el aspecto más importante del tratamiento es el diagnóstico de las causas del problema. Se ruega notar que no todos los sonidos de la mandíbula al abrir y cerrar la boca son signos de disfunción de la articulación temporomaxilar; si no hay dolor, probablemente no hay problema. Los estudios y el reconocimiento de esta disfunción son relativamente nuevos para la odontología. El diagnóstico es hecho frecuentemente por el proceso de eliminación de otras causas posibles. Esta área de estudio está cambiando rápidamente.

12

SEGURO DENTAL: QUE USTED DEBE SABER

Hoy día, más de 100 millones de norteamericanos están cubiertos por seguros dentales de compañías privadas. Otros 20 millones están inscritos en programas de seguro público. Comparando estas cifras con las de 1970 vemos que entonces había sólo 12 millones de personas con esa clase de seguros.

Es probable que su seguro dental sea un beneficio de su empleador o de su gremio. Mire detenidamente su póliza porque todos los seguros dentales no son iguales. Hay algunos factores económicos que la mayoría de las compañías de seguros reconocen; muchas de ellas proveen mejores beneficios a los asegurados que visitan a su dentista regularmente porque esto cuesta menos con el tiempo. Por ejemplo, el primer año de seguro puede proveer el 80 por ciento de cobertura, el segundo año provee el 90 por ciento y después el 100 por cien si es que usted visita a su dentista para tratamiento por lo menos una vez al año.

Hay dos servicios básicos que toda póliza dental debe proveer: el diagnóstico (exámenes, radiografías, limpieza) y los servicios dentales básicos (restauraciones, coronas, etc.). Algunos planes también le reembolsan por puentes e incluso ortodoncia, pero la cantidad que usted recibe es menos que lo que la compañía paga por otros servicios básicos.

La mayoría de los seguros dentales se obtienen a través de compañías comerciales regulares como AETNA, TRAVELERS, etc. Algunos de los servicios prepagados se obtienen a través de corporaciones de servicios dentales. Estas compañías de seguro hacen contratos con dentistas en práctica privada para que atiendan a sus asegurados por un precio mensual uniforme y sin tener en cuenta el tipo de servicio a proveer. Blue Cross/Blue Shield ofrece seguros dentales a través de corporaciones de servicios dentales o usando los dentistas de su elección. Finalmente, las organizaciones para la conservación de la salud (HMO) ofrecen a sus asociados servicios dentales brindados por dentistas a sueldo que trabajan en sus clínicas. Estos servicios son descritos con más detalle en la sección que sigue.

El seguro dental está básicamente organizado de cinco maneras:

1. Los pacientes van a una clínica determinada y reciben servicios dentales de los profesionales empleados por ese servicio de salud. La ADA se opone a tales planes porque no permiten al paciente elegir su propio dentista.
2. Las organizaciones dentales a contrato, o planes CDO, permiten al paciente elegir a su dentista. Sin embargo, los pacientes reciben descuentos en los servicios si se hacen atender por miembros de una organización dental a contrato. Más detalles sobre estos planes serán tratados más adelante en este capítulo.
3. Asociaciones de práctica individual: Consisten en un grupo de dentistas que ofrecen sus servicios a un empleador por medio de un contrato. Estos dentistas trabajan en sus oficinas y tratan a pacientes que están a contrato y a otros que no lo están.
4. El empleador actúa como su propia compañía de seguros.
5. *Pago directo por beneficios:* El empleador paga al empleado por sus gastos dentales.

La mayoría de estos planes consiste en: pagos del empleador y del empleado; cierta cantidad del gasto total es deducible o se establece un beneficio máximo. La realidad es que el empleado es responsable de cierta parte del pago. Si usted conoce la terminología de los seguros, tendrá una mejor idea de lo que su cobertura significa.

PAGO CONJUNTO. Una parte de los gastos dentales es pagada por el paciente. Con frecuencia el diagnóstico y los servicios preventivos están excluidos de este plan para fomentar el cuidado dental regular. La cantidad de gastos compartidos puede variar. Usualmente, la compañía de seguros paga el 80 por ciento y el paciente paga el 20 por ciento. Debe hacerse notar que en la opinión de los procuradores generales de varios estados el abandono de los gastos compartidos por un dentista es ilegal. El precio cobrado a un paciente debe ser el mismo cobrado a la compañía de seguros. Más específicamente, es ilegal para un dentista enviar una factura de cobro a una compañía de seguro por un servicio y luego descontar parte de esa factura no cubierta por la misma. El resto del balance por el servicio prestado debe ser enviado al paciente para su pago.

MONTO DEDUCIBLE. Un monto inicial que el paciente está obligado a pagar al comienzo del año calendario por cada persona asegurada (usualmente hasta dos o tres por familia) antes que ninguno de ellos pueda ser elegible para los beneficios del plan. Alrededor del 80 por ciento de los seguros dentales tienen de $25 a $50 dólares deducibles.

PLAN MAXIMO. El monto máximo que el plan pagará por cuidado dental. Generalmente la suma está entre $500 y $1,500.

PREAUTORIZACION. El monto que la compañía aseguradora pagará por un tratamiento, el cual se determine antes que el mismo se inicie. Para obtener preautorización su dentista debe presentar un presupuesto del tratamiento necesario y radiografías a la compañía de seguros. Dicha compañía, con la ayuda de especialistas, determinará el pago que se reembolsará por cada procedimiento después que el tratamiento es completado. Algunos aseguradores requieren que todas las solicitudes superiores a $100 deben ser preautorizadas a no ser que el paciente necesite tratamiento inmediato para aliviar el dolor.

PREDETERMINACION. Lo mismo que preautorización.

TABLA DE PAGOS. Como su nombre lo indica, es una lista de pagos máximos determinados por la compañía aseguradora para servicios dentales específicos. Como puede esperarse, estas tablas muy rara vez están al día con la inflación.

USUAL, ACOSTUMBRADO y RAZONABLE (UCR). Es el porcentaje del precio de un trabajo dental pagado por la compañía aseguradora basado en un precio medio determinado por el asegurador por ese servicio específico en el área geográfica en la cual el servicio es prestado. Las áreas geográficas están usualmente divididas de acuerdo a las zonas postales.

Es importante hacer notar que los dentistas no tienen ningún control sobre la cantidad que cada compañía de seguros determina como UCR para sus áreas. A veces los pacientes creen que si los precios del dentista exceden el UCR de sus compañías aseguradoras entonces el dentista les está cobrando de más. Esto es totalmente falso.

El dominio del vocabulario referente al seguro dental hará de usted un mejor consumidor. Hay siempre pequeños detalles con los cuales hay que tener cuidado en lo referente al seguro dental. Recuerde, por ejemplo, que la cantidad predeterminada para un tratamiento específico sólo será pagada dentro del precio establecido por el plan máximo. Si hay una descrepancia entre los dos, el plan máximo tiene precedencia.

Lo más importante es darse cuenta que cada póliza dental es única. Por ejemplo, algunas pólizas tienen un período de espera después de la inscripción antes de que la cobertura comience. Otras pólizas pueden tener una cláusula que extiende la cobertura completa durante los tres meses después que la misma finalizó con tal que el tratamiento haya comenzado cuando el plan dental estaba todavía en vigencia. Básicamente, cuando un empleador comienza negociaciones con una compañía de seguros, la ampliación de la cobertura en la póliza está basada completamente en la cantidad que el empleador desea asignar en su presupuesto para este beneficio. Las compañías de seguro usan factores como la edad, tipo de trabajo y reclamos anteriores de un grupo determinado o grupos similares para determinar el costo por persona de la cobertura. El empleador toma en consideración las necesidades de su grupo. Por ejemplo, una póliza para un grupo de personas jóvenes recién casadas probablemente incluirá más beneficios relacionados con niños que una póliza para un grupo de trabajadores mayores.

Los asegurados deben estar alertados que algunas compañías de seguro pagan sólo los servicios menos costosos sin tener en cuenta las necesidades del paciente. Por ejemplo, si usted necesita reemplazar el diente frontal, una dentadura parcial removible cuesta $500 mientras que un puente fijo cuesta $1,400. La mayoría de las compañías de seguro pagan el 50 por ciento del costo de los servicios dentales basados en su precio UCR para el área geográfica. Usted paga el otro 50 por ciento. Esto significa que en este caso la compañía aseguradora estará obligada a pagar el 50 por ciento de $500 ($250) o el 50 por ciento de $1,400 ($700). Sin ninguna duda el asegurador sólo pagará $250 por la dentadura parcial en vez de $700 por el puente. Entonces será su responsabilidad pagar la diferencia de $1,150 ($1,400 – $250) si desea el puente fijo. Lea su póliza de seguro dental cuidadosamente para enterarse de si su asegurador usa este tipo de criterio para los pagos de beneficios.

Los pacientes deben saber que es ilegal pedirle a un dentista que solicite cobro al asegurador si el tratamiento empezó antes que la cobertura comenzara o si el tratamiento no ha sido completado.

La ADA tiene una lista de códigos universales que los dentistas usan cuando envían una factura a cobrar. Todas las compañías de seguro aceptan esos códigos para identificar los trabajos realizados cuando procesan las facturas.

Es importante que los pacientes entiendan que la póliza de seguro es un contrato entre ellos y las compañías de seguro; éstas tienen responsabilidad con usted, no con el dentista. De la misma manera, los pacientes, no los aseguradores, son responsables de los precios que el dentista cobre por el tratamiento. Si la compañía de seguro no paga el tratamiento, el paciente es responsable de los cargos. Los dentistas que sólo cobran la cantidad estipulada por la compañía de seguro del paciente lo hacen como una cortesía. Muchos dentistas en la actualidad requieren que los pacientes paguen por cada visita debido a los costos relacionados con el proceso de recibir los pagos de los aseguradores. Luego se les da a los pacientes una solicitud para enviar con la factura de modo que ellos se encargan del proceso del cobro. Por lo general, las facturas son procesadas entre treinta y noventa días. Hable con su dentista sobre este asunto.

LAS HMO

Las HMO, u organizaciones para la conservación de la salud, son una posible fuente de cuidado dental. Estas organizaciones contratan dentistas a salario para que trabajen en sus clínicas y traten a los pacientes inscritos en sus programas.

El costo para el paciente que quiere pertenecer al programa es fijo, no importa el tratamiento que necesite. La cuota, que sólo puede ser aumentada cuando la póliza se renueva, está basada en el número de personas en la familia que son elegibles para los beneficios.

Las HMO en la actualidad inscriben aproximadamente a 5 millones de norteamericanos. Estas organizaciones ahorran a los usuarios entre el 10 y el 15 por ciento del costo del cuidado dental. Las proyecciones indican que el número de personas inscritas en las HMO puede cuadruplicarse a 20 millones en el futuro.

Howard Bailit, director de la División de Administración Sanitaria en la Escuela de Salud Pública de la Universidad de Columbia, sugiere en la revista *ADA News* que las HMO pueden atraer gente de edad avanzada porque la mayoría de la misma tiene recursos financieros fijos.

En general, los pacientes no ven al mismo dentista cada vez que van a tratarse. Hay problemas cuando en las clínicas el número de pacientes es muy grande para el número de dentistas disponibles. El resultado es que el cuidado dental no siempre es recibido con la rapidez necesaria. El concepto de las organizaciones HMO es bueno para las familias que de otra manera no podrían pagar el cuidado dental.

LAS CDO (PPO)

Una organización dental a contrato (CDO) y una organización de proveedores preferidos (PPO) son la misma cosa. En la actualidad, hay alrededor de trescientas cincuenta CDO, situadas en cuarenta estados, el Distrito de Columbia y Puerto Rico. Las CDO inscriben entre 12 y 15 millones de personas. Estas cifras se refieren más a médicos y hospitales que a dentistas. Los dentistas no están muy dispuestos a pertenecer a estas organizaciones. Usted puede obtener las últimas informaciones sobre las CDO escribiendo al: Institute for International Health Initiatives, 5410 Grosvenor Lane, Suite 210, Bethesda, Maryland 20814.

Los dentistas son reacios a pertenecer a las CDO porque son "preferidas" por las compañías de seguro por una buena razón. Los aseguradores pueden vender sus programas dentales por menos dinero porque los dentistas tienen que ofrecer sus servicios por el 10 o el 20 por ciento menos que el costo habitual.

Las compañías de seguro pueden entonces ofrecer servicios menos costosos a las personas inscritas que incluyen lo mismo que planes de mayor precio. Las compañías aseguradores entonces usan a los dentistas para ayudar a vender sus programas a las compañías que a su vez usan este beneficio como un sustituto del aumento de salarios y mantienen felices a los empleados y gremios.

Las compañías de seguros además establecen una cifra máxima por año que pagarán por cada asegurado a fin de mantener bajos sus costos. Los dentistas de hoy día tienen tantos gastos para operar sus oficinas que muy pocos pueden cortar sus precios el 10 o el 20 por ciento sin menoscabar la calidad del servicio que prestan a sus pacientes. Además, la mayoría de las CDO requieren que el dentista pague por enviar pacientes a los especialistas del dinero asignado a ellos. Sería mucho más razonable pagar a los dentistas por sus credenciales, experiencia y dificultad del trabajo a realizar. Es un hecho muy conocido que muchas áreas del país tienen muchos buenos dentistas con pocos pacientes. Allí está el peligro ya que hay un potencial que los planes arriba mencionados den lugar a cuidado dental de baja calidad si es que no están regulados en forma apropiada.

Como puede ver, hay muchas opciones para obtener un seguro dental. Si tiene preguntas sobre su plan hable con el representante de la compañía de seguro. Tome su tiempo y asegúrese que entienda bien el plan *antes* de usarlo.

CONCLUSION

La información tratada en este libro incluye la mayoría de los procedimientos dentales usuales y la terminología con la cual puede usted encontrarse al hablar de tratamientos dentales con su dentista. Expertos dentales en cada área respectiva han controlado con cuidado la información para que todas las últimas técnicas usadas en la práctica privada al escribir este libro hayan sido incluidas.

Usted, como consumidor dental, ya no tendrá que ir al dentista sin saber lo que el mismo le dice o qué clase de preguntas hacer. Las técnicas específicas que su dentista use pueden variar algo; sin embargo, los principios generales serán los mismos descritos en este libro.

La intención al escribir este libro es que el lector lo use como texto de referencia. No se ha deseado que el mismo sea leído una vez, digerido y los detalles recordados. Está escrito en forma simple, con terminología fácil, lo que hace que sea una buena lectura. Además, áreas específicas de interés pueden ser encontradas rápidamente en capítulos señalados (por ejemplo: ortodoncia).

Si su dentista dice que usted necesita una obturación de plata, el índice del libro le ayudará a encontrar las páginas donde se habla de obturaciones de plata. El glosario define términos que pueden no ser muy claros para usted o que ha olvidado. Los temas que necesitan ser aclarados se discuten en detalle, por ejemplo: la toxicidad del mercurio.

Esta es un área nueva (incluso para los dentistas) que ha surgido con sistemas innovadores aparecidos en los últimos años (tales como las HMO, CPO, etc.). Sólo el tiempo dirá si estos sistemas son buenos o malos para el consumidor dental. También las compañías de seguros están aumentando su influencia en el uso de los servicios dentales. Este libro le ayudará a elegir una buena póliza para usted y su familia.

Los dentistas en la actualidad cursan estudios en la escuela dental durante cuatro años. El consumidor no puede aprender en un libro lo que le llevó al dentista cuatro años para entender. Sin embargo, este libro puede ayudarlo a comprender lo que su dentista propone para su tratamiento. La relación dentista-paciente debe ser basada en la confianza.

Casi todos los días un nuevo producto o procedimiento es descubierto. La odontología cambia pero ningún dentista tiene un monopolio de experiencia en el uso de nuevas técnicas. Si usted se encuentra con alguna idea nueva, pregunte por cuánto tiempo está siendo usada y si es reconocida por la Asociación Americana de Dentistas.

APENDICE A

LA ASOCIACION DENTAL AMERICANA

American Dental Association
211 East Chicago Avenue
Chicago, Illinois 60611

La responsabilidad más importante de la Asociación Americana Dental (ADA) es ayudar a su dentista. La prioridad del personal de la ADA es contestar las llamadas telefónicas de los dentistas. Por consiguiente, sólo puede contestar preguntas escritas formuladas por los consumidores. Se ruega no llamar a la ADA. A los pedidos escritos de pacientes se les dará curso rápidamente.

APENDICE B

ESCUELAS DE ODONTOLOGIA DE LOS ESTADOS UNIDOS Y CANADA

Alabama

University of Alabama
School of Dentistry
1919 Seventh Avenue South
Birmingham, Alabama 35294

California

University of the Pacific
School of Dentistry
2155 Webster Street
San Francisco, California 94115

University of California
School of Dentistry
San Francisco, California 94143

University of California—Los Angeles
School of Dentistry
Center for Health Sciences
Los Angeles, California 90024

University of Southern California
School of Dentistry
University Park-MC 0641
Los Angeles, California 90089-0641

Loma Linda University
School of Dentistry
Loma Linda, California 92350

Colorado

University of Colorado
School of Dentistry
4200 East 9th Avenue
Denver, Colorado 80262

Connecticut

University of Connecticut
Center for Health Sciences
School of Dental Medicine
263 Farmington Avenue
Farmington, Connecticut 06032

District of Columbia

Georgetown University
School of Dentistry
3900 Reservoir Road, N.W.
Washington, D.C. 20007

Howard University
College of Dentistry
600 W Street, N.W.
Washington, D.C. 20059

Florida

University of Florida
College of Dentistry
Box 405-JHMHC
Gainesville, Florida 32610

Georgia

Emory University
School of Dentistry
1462 Clifton Road, N.E.
Atlanta, Georgia 30322

Medical College of Georgia
School of Dentistry
1120 Fifteenth Street
Augusta, Georgia 30912

Illinois

Loyola University of Chicago
School of Dentistry
2160 South 1st Avenue
Maywood, Illinois 60153

Northwestern University
School of Dentistry
240 East Huron Street
Chicago, Illinois 60611

Southern Illinois University
School of Dental Medicine
2800 College Avenue
Alton, Illinois 62002

University of Illinois
College of Dentistry
801 South Paulina Street
Chicago, Illinois 60612

Indiana

Indiana University
School of Dentistry
1121 West Michigan Street
Indianapolis, Indiana 46202

Iowa

University of Iowa
College of Dentistry
Dental Building
Iowa City, Iowa 52242

Kentucky

University of Kentucky
College of Dentistry
800 Rose Street
Lexington, Kentucky 40536

University of Louisville
School of Dentistry
Health Sciences Center
Louisville, Kentucky 40292

Louisiana

Louisiana State University
School of Dentistry
1100 Florida Avenue
New Orleans, Louisiana 70119

Maryland

University of Maryland
Baltimore College of Dental Surgery
School of Dentistry
666 West Baltimore Street
Baltimore, Maryland 21201

Massachusetts

Harvard University
School of Dental Medicine
188 Longwood Avenue
Boston, Massachusetts 02115

Boston University—Goldman
School of Graduate Dentistry
100 East Newton Street
Boston, Massachusetts 02118

Tufts University
School of Dental Medicine
One Kneeland Street
Boston, Massachusetts 02111

Michigan

University of Detroit
School of Dentistry
2985 East Jefferson Avenue
Detroit, Michigan 48207

University of Michigan
School of Dentistry
1234 Dental Building
Ann Arbor, Michigan 48109

Minnesota

University of Minnesota
School of Dentistry
515 Delaware Street, S.E.
Minneapolis, Minnesota 55455

Mississippi

University of Mississippi
School of Dentistry
2500 North State Street
Jackson, Mississippi 39216

Missouri

University of Missouri—Kansas City
School of Dentistry
650 East 25th Street
Kansas City, Missouri 64108

Washington University
School of Dental Medicine
4559 Scott Avenue
St. Louis, Missouri 63110

Nebraska

Creighton University
Boyne School of Dental Science
2500 California Street
Omaha, Nebraska 68178

University of Nebraska
College of Dentistry
Medical Center
40th & Holdrege Streets
Lincoln, Nebraska 68583

New Jersey

Fairleigh Dickinson University
School of Dentistry
110 Fuller Place
Hackensack, New Jersey 07601

University of Medicine and Dentistry
New Jersey Dental School
100 Bergen Street
Newark, New Jersey 07103

New York

Columbia University
School of Dental and Oral Surgery
630 West 168th Street
New York, New York 10032

New York University
College of Dentistry
421 First Avenue
New York, New York 10010

State University of New York at
Stony Brook
School of Dental Medicine
Stony Brook, New York 11794

State University of New York at Buffalo
School of Dentistry
Farber Hall
3435 Main Street
Buffalo, New York 14214

North Carolina

University of North Carolina
School of Dentistry
104 Brauer Hall, 211H
Chapel Hill, North Carolina 27514

Ohio

Ohio State University
College of Dentistry
305 West 12th Avenue
Columbus, Ohio 43210

Case Western Reserve University
School of Dentistry
2123 Abington Road
Cleveland, Ohio 44106

Oklahoma

University of Oklahoma
College of Dentistry
P.O. Box 26901
Oklahoma City, Oklahoma 73190

Oral Roberts University
School of Dentistry
7777 South Lewis Avenue
Tulsa, Oklahoma 74171

Oregon

Oregon Health Sciences University
School of Dentistry
Sam Jackson Park
611 Southwest Campus Drive
Portland, Oregon 97201

Pennsylvania

Temple University
School of Dentistry
3223 North Broad Street
Philadelphia, Pennsylvania 19140

University of Pennsylvania
School of Dental Medicine
4001 West Spruce Street
Philadelphia, Pennsylvania 19104

University of Pittsburgh
School of Dental Medicine
3501 Terrace Street
Salk Hall
Pittsburgh, Pennsylvania 15261

South Carolina

Medical University of South Carolina
School of Dentistry
171 Ashley Avenue
Charleston, South Carolina 29425

Tennessee

Meharry Medical College
School of Dentistry
1005 Eighteenth Avenue North
Nashville, Tennessee 37208

University of Tennessee
College of Dentistry
875 Union Avenue
Memphis, Tennessee 38163

Texas

Baylor University
College of Dentistry
3302 Gaston Avenue
Dallas, Texas 75246

University of Texas
Health Sciences Center
Dental Branch
6516 John Freeman Avenue
Houston, Texas 77225

University of Texas
School of Dentistry
7703 Floyd Curl Drive
San Antonio, Texas 78229

Virginia

Virginia Commonwealth University
School of Dentistry
Box 566-MCV Station
Richmond, Virginia 23298

Washington

University of Washington
School of Dentistry
Health Sciences Mailstop SC-62
1959 Northeast Pacific
Seattle, Washington 98195

West Virginia

West Virginia University
School of Dentistry
The Medical Center
Morgantown, West Virginia 26506

Wisconsin

Marquette University
School of Dentistry
604 North 16th Street
Milwaukee, Wisconsin 53233

Canada

Alberta

University of Alberta
Faculty of Dentistry
3032 Dental-Pharmacy Center
Edmonton, Alberta T6G-2N8

British Columbia

University of British Columbia
Faculty of Dentistry
2199 Wesbrook Mall
Vancouver, British Columbia V6T-1Z7

Manitoba

University of Manitoba
Faculty of Dentistry
780 Bannatyne Avenue
Winnipeg, Manitoba R3E-0W3

Nova Scotia

Dalhousie University
Faculty of Dentistry
5981 University Avenue
Halifax, Nova Scotia B3H-3J5

Ontario

University of Toronto
Faculty of Dentistry
124 Edward Street
Toronto, Ontario M5G-1G6

University of Western Ontario
Faculty of Dentistry
1151 Richmond Street, North
London, Ontario N6A-3K7

Quebec

Universite Laval
Ecole de Medecine Dentaire
Sainte Foy
Quebec, Quebec G1K-7P4

McGill University
Faculty of Dentistry
3640 University Street
Montreal, Quebec H3A-2B2

Universite de Montreal
Faculte de Medecine Dentaire
2900 Boulevard Edouard-Montpetit
C.P. 6209
Montreal, Quebec H3C-3T9

Saskatchewan

University of Saskatchewan
College of Dentistry
Saskatoon, Saskatchewan S7N-0W0

APENDICE C

SOCIEDADES ODONTOLOGICAS ESTATALES

Alabama

Alabama Dental Association
836 Washington Avenue
Montgomery, Alabama 36104
(205) 265-1684

Alaska

Alaska Dental Society
3400 Spenard Road
Suite 10
Anchorage, Alaska 99503
(907) 277-4675

Arizona

Arizona State Dental Association
4131 North 36th Street
Phoenix, Arizona 85018
(602) 957-4777

Arkansas

Arkansas State Dental Association
P.O. Box 337
Arkadelphia, Arkansas 71923
(501) 246-7242

California

California Dental Association
P.O. Box 13749
Sacramento, California 95853
(916) 443-0505

Colorado

Colorado Dental Association
6825 East Tennessee Avenue
Building 1
Suite 107
Denver, Colorado 80224
(303) 393-0156

Connecticut

Connecticut State Dental Association
62 Russ Street
Hartford, Connecticut 06106
(203) 278-5550

Delaware

Delaware State Dental Society
1925 Lovering Avenue
Wilmington, Delaware 19806
(302) 654-4335

District of Columbia

District of Columbia Dental Society
4300 Fordham Road, N.W.
Suite 202
Washington, D.C. 20016
(202) 686-0817

Florida

Florida Dental Association
3021 Swann Avenue
Tampa, Florida 33609
(813) 877-7597

Georgia

Georgia Dental Association
2951 Flowers Road
Suite 112
Atlanta, Georgia 30341
(404) 458-6166

Hawaii

Hawaii Dental Association
1000 Bishop Street
Suite 805
Honolulu, Hawaii 96813
(808) 536-2135

Idaho

Idaho State Dental Association
1220 West Hays Street
Boise, Idaho 83702
(208) 343-7543

Illinois

Illinois State Dental Society
524 South 5th Street
P.O. Box 376
Springfield, Illinois 62705
(217) 525-1406

Indiana

Indiana Dental Association
402 Jefferson Building
1 Virginia Avenue
Indianapolis, Indiana 46204
(317) 634-2610

Iowa

Iowa Dental Association
333 Insurance Exchange Building
Des Moines, Iowa 50309
(515) 282-7250

Kansas

Kansas Dental Association
5200 Huntoon Street
Topeka, Kansas 66604
(913) 272-7360

Kentucky

Kentucky Dental Association
1940 Princeton Drive
Louisville, Kentucky 40205
(502) 459-5373

Louisiana

Louisiana Dental Association
3031 Twenty-second Street
Metairie, Louisiana 70002
(504) 835-1612

Maine

Maine Dental Association
Foreside Mall
U.S. Route 1
Falmouth, Maine 04105
(207) 781-2839

Maryland

Maryland State Dental Association
Columbia Business Center
6470 Dobbin Road
Columbia, Maryland 21045
(301) 964-2880

Massachusetts

Massachusetts Dental Society
36 Washington Street
Wellesley Hills, Massachusetts 02181
(617) 237-6511

Michigan

Michigan Dental Association
230 North Washington Square
Lansing, Michigan 48933
(517) 372-9070

Minnesota

Minnesota Dental Association
2236 Marshall Avenue
St. Paul, Minnesota 55104
(612) 646-7454

Mississippi

Mississippi Dental Association
2630 Ridgewood Road
Jackson, Mississippi 39216
(601) 982-0442

Missouri

Missouri Dental Association
230 West McCarty Street
P.O. Box 1707
Jefferson City, Missouri 65102
(314) 634-3436

Montana

Montana Dental Association
P.O. Box 513
Butte, Montana 59703
(406) 782-9333

Nebraska

Nebraska Dental Association
134 South 13th Street
Suite 1007
Lincoln Benefit Life Building
Lincoln, Nebraska 68508
(402) 476-1704

Nevada

Nevada Dental Association
P.O. Box 12460
Reno, Nevada 89510
(702) 786-6155

New Hampshire

New Hampshire Dental Society
6 Loudon Road
Concord, New Hampshire 03301
(603) 225-5961

New Jersey

New Jersey Dental Association
1 Dental Plaza
North Brunswick, New Jersey 08902
(201) 821-9400

New Mexico

New Mexico Dental Association
3037 San Patricio, N.W.
Albuquerque, New Mexico 87107
(505) 345-9135

New York

Dental Society of the State of New York
30 East 42nd Street
New York, New York 10017
(212) 986-3937

North Carolina

North Carolina Dental Society
P.O. Box 12047
Raleigh, North Carolina 27605
(919) 832-1222

North Dakota

North Dakota Dental Association
419 Dakota Avenue
Wahpeton, North Dakota 58075
(701) 642-1881

Ohio

Ohio Dental Association
33 North 3rd Street
Sixth Floor
Columbus, Ohio 43215
(614) 221-5993

Oklahoma

Oklahoma Dental Association
629 Northwest Expressway
Oklahoma City, Oklahoma 73118
(405) 848-8873

Oregon

Oregon Dental Association
17898 Southwest McEwan Street
Portland, Oregon 97223
(503) 620-3230

Pennsylvania

Pennsylvania Dental Association
3501 North Front Street
Box 3341
Harrisburg, Pennsylvania 17105
(717) 234-5941

Rhode Island

Rhode Island Dental Association
10 Dorrance Street
Suite 718
Providence, Rhode Island 02906
(401) 272-1460

South Carolina

South Carolina Dental Association
723 Queen Street
Columbia, South Carolina 29205
(803) 799-3649

South Dakota

South Dakota Dental Association
Box 1194
438 South Pierre Street
Pierre, South Dakota 57501
(605) 224-9133

Tennessee

Tennessee Dental Association
Box 120188
2104 Sunset Place
Nashville, Tennessee 37212
(615) 383-8962

Texas

Texas Dental Association
1946 South Interregional Highway
Austin, Texas 78704
(512) 443-3675

Utah

Utah Dental Association
1151 East 3900 South
#B-160
Salt Lake City, Utah 84124
(801) 261-5315

Vermont

Vermont State Dental Society
132 Church Street
Burlington, Vermont 05401
(802) 864-0115

Virginia

Virginia Dental Association
Box 6906
Richmond, Virginia 23230
(804) 358-4927

Washington

Washington State Dental Association
Box 9824
Seattle, Washington 98109
(206) 448-1914

West Virginia

West Virginia Dental Association
4004 MacCorkle Avenue, S.E.
Charleston, West Virginia 25304
(304) 925-7201

Wisconsin

Wisconsin Dental Association
633 West Wisconsin Avenue
Milwaukee, Wisconsin 53203
(414) 276-4520

Wyoming

Wyoming Dental Association
2117 Rainbow Street, #B6
Laramie, Wyoming 82070
(307) 742-3163

GLOSARIO

Absceso Infección en la pulpa de un diente.

ADA Ver Asociación Americana Dental.

Agravio Término legal que significa: acto injusto en perjuicio de un individuo por otro individuo. Se alegan ciertos daños y una compensación es generalmente parte de un arreglo si los daños son válidos. Los casos de tratamiento dental incompetente son llamados casos de agravio.

AIDS (SIDA) Siglas que significan "Síndrome de Inmunodeficiencia Adquirida". Su dentista puede ser el primero en detectar esta enfermedad.

Ajuste Procedimiento hecho por el dentista para mejorar la adaptación o cierre de una restauración, puente, dentadura, etc.

Alvéolo Perforación en el arco dental para sostener los dientes.

Amalgama Obturación con plata; es el tipo de restauración dental más común.

Analgesia Falta de dolor. Aspirina y Tylenol son analgésicos comunes que proveen alivio del dolor.

Anestesia Pérdida de toda sensibilidad en un área debida a la acción de drogas. La anestesia produce un efecto de adormecimiento. Anestésicos locales comunes son Xylocaína y Carbocaine.

Anestesia por bloqueo Adormecimiento obtenido al perder la sensación del tronco de un nervio mayor con anestesia local. Es usado comúnmente para anestesiar la mandíbula inferior.

Anterior Perteneciente al frente, como en los dientes anteriores.

Antibiótico Medicina dada para ayudar a las defensas del cuerpo a luchar contra las enfermedades infecciosas. Entre ellos se encuentra la penicilina y la eritromicina.

Anticipo Cantidad de dinero que un abogado cobra antes de comenzar un caso legal.

Antifluorodicionista Persona opuesta al agregado de fluoruro al agua potable.

Apice Punta final de la raíz dental. La parte de la raíz más lejana a la corona o superficie de masticación del diente.

Apicectomía Extirpación quirúrgica del ápice de la raíz, incluyendo cualquier hueso afectado en el área.

Apoyos Componentes metálicos en dentaduras parciales que evitan que las mismas se muevan de arriba hacia abajo.

Arbitraje, comité de Revisión de un caso por un grupo de dentistas, usualmente a pedido del paciente.

Arco Cima dental; se refiere a la elevación ósea de la cual aparecen los dientes de las mandíbulas superior e inferior.

Arco metálico Alambre usado en ortodoncia como una ayuda para enderezar los dientes.

Articulador Artificio usado por el dentista o técnico dental de laboratorio para simular la acción natural de las mandíbulas. Su función es ayudar en la fabricación de aparatos dentales.

Asociación Americana Dental Organización nacional para organizar la odontología en los Estados Unidos. La oficina central del país en Chicago es responsable de aconsejar a las sociedades dentales estatales y locales sobre leyes y disposiciones estatales y de interés nacional.

Audioanestesia Técnica de distracción para anestesiar. La radio, grabadores, incluso la televisión han sido usados con algo de éxito.

Audiólogo Especialista en problemas del oído.

Autoseguro Tipo de seguro de salud donde el empleador actúa como agencia de seguro.

Ayudante dental Ayudante del dentista. Un Ayudante Dental Registrado (RDA) es alguien que ha pasado un examen de certificación aprobado por la ADA. Generalmente, una RDA tiene que realizar un programa de entrenamiento aprobado por la ADA.

Bandas de ortodoncia Dispositivo circular de acero inoxidable cementado alrededor del diente. Soportes para sostener arcos de alambre y elásticos se ligan a la banda ortodóncica.

Barniz Sustancia resinosa usada después de preparar la cavidad dental para sellar los túbulos de la dentina. Su efectividad es cuestionable.

Base Material usado para reparar caries profundas. En teoría, las bases aislan por medio del calor y protegen la pulpa.

Benigno, tumor Un crecimiento que no es invasor o maligno.

Benzocaína Anestésico de aplicación tópica para adormecer el área de una inyección.

Bicuspidización Transformar un molar en dos bicúspides dividiendo quirúrgicamente las raíces después del tratamiento del conducto de la raíz.

Bifurcación Area entre las raíces de los dientes.

Biopsia Remover quirúrgicamente un trozo de tejido para determinar los tipos de células presentes. Esto se hace frecuentemente para detectar el cáncer.

Bruxismo El rechinamiento de los dientes "naturalmente" para aliviar la tensión. Si el problema es grave debe consultarse a un especialista dental para corregirlo.

Bucal, cirugía Tratamiento dental que generalmente consiste en remover dientes y/u otros tejidos orales.

Bucal, patología Especialidad dental relacionada con el diagnóstico, causas y tratamiento de enfermedades de la boca (por ejemplo: cáncer bucal).

Bucal, sedación Método para tratar pacientes extremadamente ansiosos con la administración de sedativos (drogas calmantes) por vía bucal. Esta técnica se considera más segura que la sedación intravenosa.

Bucal y maxilofacial, cirugía Especialidad dental que comprende el diagnóstico y tratamiento de enfermedades que requieren intervención quirúrgica.

Carcinoma Cáncer bucal de los más graves.

Caries Término técnico usado en vez de deterioro dental.

CDO (Contract Dentist Organization) Un grupo de dentistas bajo contrato para proveer servicios a un precio rebajado. Es también conocida como organización de proveedores preferidos (PPO).

Cemento o sustancia ósea dental Capa exterior delgada y mineralizada que cubre la superficie de la raíz dental. El ligamento periodontal se acopla a esta superficie. Cuando esta capa está descubierta, puede ser muy sensible.

Certificado, especialista Un dentista diplomado por la Junta Americana de su especialidad dental.

Cinc, óxido de, y eugenol Un polvo (óxido de cinc) y un líquido (eugenol) usados como base o material de empastadura temporaria.

Clavo o perno Pequeño poste de metal cementado a la estructura dental remanente para ayudar en la retención del material de restauración.

Clavos, restauración con Reparación con uno o más clavos colocados en la dentina para retener el material restaurador. Se colocan clavos cuando no hay suficiente estructura dental para sostener la empastadura.

Cociente de inteligencia dental Grado de información en odontología que posee un paciente.

Codeína Medicina para aliviar el dolor. Es usada frecuentemente con Tylenol o aspirina.

Código de ética Reglas de conducta para los dentistas profesionales establecidas por la Asociación Americana Dental

Completa, dentadura Dentadura postiza superior o inferior usada para reemplazar todos los dientes en un arco dental.

Compuesto, de resina Material de empastadura del color de los dientes que se usa con frecuencia.

Conducto, o canal, de la raíz Espacio en la raíz ocupado por la pulpa.

Conducto de la raíz, tratamiento del También llamado terapia del canal de la raíz. Es el procedimiento en el cual el espacio del canal de la raíz es limpiado, contorneado y restaurado. El tratamiento también se llama terapia endodóncica.

Conexión Nexo que sostiene un diente; ejemplo: gancho de una dentadura parcial que une la misma a un diente existente.

Constituyente, sociedad dental Sociedad dental estatal que es parte de la Asociación Americana Dental nacional.

Contacto Punto en el que dos dientes adyacentes u opuestos se encuentran o tocan.

Corona 1. Corona natural: la más alta porción del diente que se proyecta arriba de las encías.
2. Corona de oro y/o cerámica: restauración de un diente terriblemente cariado o fracturado. Este tipo de corona cubre por completo el resto del diente.

Cresta dental Soporte óseo de los dientes cubierto de tejido en el arco dental superior o inferior. Cuando faltan los dientes, la cresta dental se convierte en soporte de la dentadura postiza.

Crestas dentales, atrofia de las Resorción o disminución en la altura de las crestas dentales.

Crestas dentales, aumento de las Técnica quirúrgica usada para aumentar el alto y/o ancho de las crestas dentales. El material más usado en la actualidad para este proceso es hidroxiapatita.

Cumplimiento Seguir las instrucciones de su dentista. El grado de cumplimiento por el paciente tiene relación directa con el éxito o fracaso previsto para el tratamiento.

Curetaje apical Extirpación quirúrgica de una infección alrededor del ápice de la raíz dental.

Cúspide Una de las proyecciones puntiagudas que componen la superficie de masticación en los dientes.

Dentaduras postizas Dispositivo protésico removible que reemplaza total o parcialmente los dientes que faltan.

Dentina Tejido mineralizado que forma la mayor parte del diente. La misma se encuentra debajo del esmalte de la corona y del cemento de la raíz. Su estructura es tubular.

Dentina grabada, obturación a la Un nuevo material de restauración del color de los dientes que se graba a la dentina con un ácido suave.

Denturismo Práctica y servicios ofrecidos por técnicos de laboratorio dental reconocidos legalmente y llamados denturistas.

Denturista Técnico de laboratorio dental que puede legalmente hacer, adaptar y ajustar dentaduras postizas sin la supervisión de un dentista.

Diplomado Especialista dental que ha pasado todas las fases en los exámenes de la junta de certificación en su área de estudios. Este es el grado más alto que se puede obtener en una especialidad.

Directo, enfundado de pulpa Procedimiento por el cual un material, generalmente hidróxido de calcio o uno de sus componentes, es colocado directamente sobre la pulpa expuesta para proteger la vulnerabilidad de la misma.

Dispositivo Término general que significa cualquier invento o artificio que sirve un propósito útil. Tales inventos incluyen las dentaduras postizas, las bandas para ortodoncia, etc.

DMF (cariado, extraído u obturado) Indice usado para medir la salud dental. Es un recuento de dientes con caries, faltantes o empastados.

Doble soporte El uso de dos dientes adyacentes en vez de uno para sostener puentes fijos o dentaduras parciales.

Embarazo, gingivitis del Irritación de las encías en mujeres embarazadas. Se cree que la causa son los cambios hormonales femeninos durante este período.

Empastaduras Ver Obturaciones.

Endodoncia Especialidad dental referente a diagnóstico, prevención, tratamiento y causas de enfermedades de la pulpa dental y los tejidos en la punta de la raíz.

Endodóncica, terapia Sinónimo para el tratamiento del conducto de la raíz.

Endodóncico, retratamiento Remoción del material de obturación previamente colocado después de un tratamiento del conducto de la raíz porque está fallando y reemplazo del mismo con un nuevo material. Este proceso debe ser hecho, si es posible, antes de intentar una corrección quirúrgica.

Epinefrina Vasoconstrictor usado con muchas sustancias anestésicas. Restringe la pérdida de sangre durante una operación y mantiene el anestésico en el lugar de la operación. Debe ser usado con cuidado en pacientes con problemas cardíacos.

Eritroplaquia Lesión precancerosa de color rosado que se encuentra en la boca.

Esmalte El tejido más altamente mineralizado en el cuerpo. La corona del diente natural está compuesta de esmalte. Debajo del esmalte está la dentina.

Especialista dental Dentista con dos o más años de entrenamiento después de la escuela dental en una o más de las ocho áreas de especialización.

Estatal, sociedad dental Ver Constituyente, sociedad dental.

Extracción La remoción de todo o parte de un diente.

Facial La superficie de un diente que reposa contra la parte interior de la mejilla. Este término es usado generalmente para las superficies frontales de los dientes anteriores.

Fija, prótesis Dispositivo cementado por el dentista que, por consiguiente, no puede ser removido por el paciente.

Fijo, puente Dispositivo no removible cementado al diente para reemplazar un diente o dientes.

Filial, Sociedad Dental Sociedad Dental local que es parte de la Asociación Americana Dental nacional.

Fluoridicionista Persona partidaria del agregado de fluoruro al agua potable.

Fluoridización Agregado de fluoruro al agua corriente para fortalecer los dientes contra las caries.

Fluorosis Decoloración de los dientes por exceso de fluoruro en el agua. Esto ocurre frecuentemente cuando el agua tiene naturalmente mucho fluoruro.

Fluoruro Elemento químico abundante en la naturaleza. Cuando se agrega en cantidades adecuadas al agua potable, enjuagues bucales, pasta dentífrica, etc., ayuda a prevenir las caries.

Fluoruro, discos de Pequeños discos que se colocan en los dientes para proveer una emisión de fluoruro continua y prevenir las caries.

Foniatra Especialista en problemas del habla (dicción, etc.).

Foramen apical Punto de salida de la pulpa en el extremo inferior de la raíz.

Freno convencional Dispositivos para ortodoncia que tienen ganchos de metal en las superficies exteriores de los dientes.

FTC (Comisión Federal de Intercambio) Agencia federal que regula el comercio, incluyendo las profesiones.

Funcional, dispositivo Aparato dental, generalmente usado en ortodoncia, que produce movimiento o estabilización de los dientes.

General, anestesia Sedación que hace al paciente completamente insensible, es decir que no responde a mandatos verbales. Esto también se llama sedación inconsciente.

General, dentista Término usado para un dentista cuya práctica no está limitada a una especialidad, generalmente porque el dentista no tiene entrenamiento en ninguna especialidad.

Geriátrica, odontología Rama de la odontología dedicada a los pacientes ancianos.

Gingiva Término técnico que se da a las encías.

Gingivitis Inflamación de las encías. Esto es el comienzo de la enfermedad periodontal.

Grabado Técnica mediante la cual un diente es tratado primero con una solución ácida suave, lavado y secado. Esto hace que la superficie del diente se ponga áspera y permita que ciertos materiales coloreados se adhieran a la superficie del mismo.

Gutapercha Material semejante a la goma que se usa mucho en la actualidad para rellenar los canales de la raíz en el tratamiento del conducto de la raíz.

Hemisección Procedimiento quirúrgico de endodoncia en el cual se hace un tratamiento del conducto de la raíz a un diente de varias raíces. Luego una o más raíces y una porción de la corona se remueven.

Hendido, paladar Defecto de nacimiento en el cual hay una abertura directa entre el techo de la boca y el fondo de la nariz.

Hidroxiapatita Material usado para aumentar la altura y el ancho de las crestas dentales. Se usa también como material de implante cuando hay que reemplazar un solo diente. También conocido como HA.

Higienista dental Personal dental entrenado cuya responsabilidad es limpiar los dientes, sacar radiografías y hacer exámenes orales preliminares. Un Higienista Dental Registrado (RDH) es alguien que ha completado un programa de entrenamiento aprobado por la ADA y pasado un examen de certificación de la misma asociación.

HMO Organización para la conservación de la salud médica o dental en la cual los pacientes pagan un precio fijo para ser atendidos. Los médicos y dentistas son pagados por la organización y no por los pacientes en forma individual.

Honorario condicional Porcentaje de la adjudicación fijado por la justicia para el abogado como remuneración, por representar al cliente.

Iatrogénesis Problema dental causado por un procedimiento dental. Puede o no ser el resultado de negligencia del dentista.

Impactado Un diente fuera de línea en el curso normal de erupción. Muchos dientes impactados nunca erupcionan.

Implante Extensión de la raíz de un diente o el reemplazo de un diente mediante la inserción de un poste de metal en la cresta dental superior o inferior. Este poste de metal sirve para soportar la corona del diente.

Impresión Réplica de la boca. Se toman impresiones de los dientes que han sido preparados para una corona, o crestas dentales que necesitan ser adaptadas para una dentadura de manera que el laboratorio dental puede tener una copia exacta del área. Esto permite que se haga una corona o dentadura que encaja exactamente en el tejido existente del paciente o estructura del diente.

Indirecto, enfundado de pulpa Proceso por el cual la mayor cantidad posible de caries es removida de un diente y una base de varios compuestos es colocada en la cavidad. La idea es prevenir la exposición de la pulpa dental, lo cual hará necesario un tratamiento del conducto de la raíz.

Infiltración, anestesia por Inyección de un anestésico local en el área a ser tratada. El efecto de adormecimiento no es tan extenso como en la anestesia por bloqueo.

Inmediata, dentadura postiza Dentadura que se coloca inmediatamente después que los dientes han sido extraídos. El costo y el cuidado son generalmente mayores que los de una dentadura convencional.

Inscrito Persona a quien la compañía de seguros otorga una póliza para cobertura. Los miembros inmediatos de la familia del inscrito que son elegibles para la cobertura bajo la misma póliza se llaman dependientes.

Interceptiva, ortodoncia Corrección de condiciones orales menores con el propósito de prevenir o reducir al mínimo un futuro tratamiento ortodóncico.

Intravenosa, sedación Método para tratar pacientes extremadamente ansiosos con inyecciones calmantes en el torrente sanguíneo. Esto sólo debe hacerlo un dentista bien entrenado.

IPA Un dentista o dentistas que por medio de un contrato provee servicios a un empleador, sindicato, etc.

Junta, especialista elegible para la Un dentista graduado de un programa de entrenamiento avanzado de la Asociación Americana Dental (ADA); un especialista que no ha recibido todavía el diploma otorgado por la junta de su especialidad.

Keyes, técnica de Sistema conservador no quirúrgico basado en el cuidado en el hogar para el tratamiento de la enfermedad periodontal. Esta es una técnica que nunca se comprobó como efectiva en estudios de control y no está reconocida como útil por la mayoría de los periodoncistas.

Leche, dientes de Dientes primarios (los primeros) que eventualmente serán reemplazados por los dientes permanentes o dientes de adulto.

Leporino, labio Defecto de nacimiento que hace que el labio aparezca abierto.

Lesión Nombre técnico de cualquier herida. La misma puede ser benigna o maligna.

Leucoplaquia Lesión de color blanco que puede ser precancerosa.

Lima Instrumento dental con una superficie finamente dentada, para reducir remanentes de tejido de la pulpa y dar forma al canal de la raíz a fin de que acepte los materiales de restauración.

Línea media desplazada En la ortodoncia, condición donde la línea media de los dientes superiores e inferiores no coincide.

Malformación Estructura anatómica anormal.

Maligno, tumor Crecimiento canceroso.

Maloclusión Condición en la cual los dientes no muerden juntos correctamente.

Mandibular Término que se refiere a la mandíbula inferior.

Margen Punto de contacto entre cualquier material restaurador y la estructura del diente debajo del mismo. El margen de una restauración hecha correctamente debe ser suave, es decir, no tener puntos de enganche.

Maryland, puente Puente que requiere mínima reducción de los dientes adyacentes.

Maxilar Término que se refiere a la mandíbula superior.

Maxilofacial, síndrome Dolor que a veces se manifiesta como dolor de muelas, pero es generalmente causado por espasmos de los músculos faciales.

Mercurio, toxicidad del Envenenamiento causado por el mercurio. La teoría de que los pacientes pueden sufrir un gran número de enfermedades causadas por el contenido de mercurio de las amalgamas usadas para restauraciones es falsa.

Metilparaben Conservador anestésico. Esta sustancia ha sido culpada de causar reacciones alérgicas. Muchos de los nuevos anestésicos no contienen este conservador.

Minusválido Paciente que tiene limitaciones físicas o psicológicas.

Modelo Réplica en yeso de los dientes de un paciente que puede ser usada para fabricar dispositivos dentales o para el estudio de la oclusión.

Monto deducible Pago inicial por servicios dentales durante cada año calendario y del cual el paciente es responsable antes que la compañía de seguros pague ningún beneficio.

Mordida abierta Condición en la cual los dientes no se juntan correctamente. Este problema generalmente necesita tratamiento de ortodoncia.

Mordida cruzada Maloclusión donde los dientes inferiores se enciman levemente sobre los dientes superiores en vez de estar en alineamiento correcto.

Mordida lateral Radiografía que revela la corona del diente que es tomada para buscar deterioro entre los dientes.

Mordida superpuesta Tipo de maloclusión en la que los dientes frontales superiores están ubicados muy lejos de los dientes frontales inferiores. Este problema generalmente necesita tratamiento de ortodoncia.

N-2 Material de empastadura usado en el tratamiento del conducto de la raíz. La Administración de Alimentos y Medicinas (FDA) ha prohibido su transporte de estado a estado. El componente activo es paraformaldehido, sustancia cáustica para los tejidos.

Neo-cobefrin Vasoconstrictor usado en algunos anestésicos. Los pacientes con problemas cardíacos deben usar Neo-cobefrin solamente si es aconsejado por el médico que lo trata.

Obturaciones También conocidas con el nombre de "empastaduras". Es el material de reemplazo usado para restaurar la porción del diente deteriorada.

Ocluir Cerrar las dos mandíbulas de manera que los dientes superiores e inferiores muerdan juntos.

Oclusal, superficie Superficie que muerde en un diente o muela.

Oclusión Relación de las puntas de los dientes en arcos dentales opuestos. Se llama popularmente "mordida".

Oclusión, equilibrio de la Ajuste de la mordida en dientes opuestos. Una mordida defectuosa puede producir dolores en los dientes y las mandíbulas.

Oro, implantes de Restauración con oro que repara el diente cubriendo las cúspides; por lo tanto, generalmente protege el diente de fracturas al no crear el efecto de una cuña.

Oro, inserciones de Restauración de oro que repara el diente sin cubrir las cúspides.

Oro, matrices de Técnica para restaurar los dientes donde un pedazo pequeño de oro muy fino se martilla en una cavidad para repararla. La mayoría de los expertos piensan que el procedimiento es muy perjudicial para la pulpa; por consiguiente, se usa muy poco actualmente en la práctica privada.

Ortodoncia Especialidad dental referente al diagnóstico, causas y tratamiento de dientes torcidos. Los niños y adultos pueden beneficiarse del tratamiento ortodóncico.

Ortognática, cirugía Operaciones que consisten en cambiar la estructura ósea de la cara. También se llama cirugía cosmética o reconstructiva.

Pago compartido (conjunto) En seguro dental, la parte del precio que no está cubierta por el seguro, es decir la parte que el consumidor debe pagar por un servicio dental.

Pago directo por beneficios Arreglo por el cual el empleador paga al empleado sus gastos dentales.

Palillos para chupar Antiguo precursor del cepillo de dientes.

Panel cerrado Plan de seguro dental que requiere que los pacientes reciban tratamiento sólo de los dentistas pertenecientes a un establecimiento específico.

Panorámica, radiografía Radiografía (hecha a intervalos de tres a cinco años) para examinar la porción inferior de la cara en busca de enfermedades que no se ven por medio de otras radiografías.

Paraformaldehido Componente químico activo del material de empastamiento N-2. Este agente ha demostrado causar destrucción severa de huesos y tejidos.

Parcial, dentadura postiza Prótesis removible generalmente compuesta de un armazón de metal, ganchos y soportes. Las dentaduras parciales reemplazan menos dientes que una dentadura completa y son usadas cuando un puente no es conveniente.

Parestesia Adormecimiento de una porción de la cara, generalmente como resultado de daño a un nervio por infección u otras causas.

Partido, síndrome del diente Generalmente se refiere a una fractura vertical minúscula en un diente desde la corona hasta la punta de la raíz.

Pasta de obturación Sistema de inyección usado para llenar un canal de la raíz. La mayor dificultad de este sistema es la incapacidad del dentista para limitar el material de obturación al espacio del canal de la raíz.

Patología Una enfermedad; por ejemplo, un tejido que es infectado. Esta enfermedad puede causar una infección localizada y/o en todo el cuerpo.

Pediátra, dentista Especialista en odontología infantil.

Perforación Agujero o concavidad en un tejido vital (estructura del diente). Si es causado por la naturaleza, es el resultado de un proceso de erosión (desintegración).

Periapical, origen Término usado para un problema originado en la punta de la raíz del diente.

Periapical, radiografía Radiografía que muestra la corona, la raíz y la estructura ósea circundante.

Pericoronitis Infección alrededor de un diente que erupcionó en forma parcial. Generalmente, una pericoronitis está asociada con la muela del juicio.

Periodontal Referente a las encías y el hueso debajo de ellas.

Periodontal, inyección del ligamento Técnica de infiltración para anestesiar dientes. Se hace inyectando una solución anestésica, a presión, a lo largo del ligamento periodontal entre el diente y el hueso que la sostiene.

Periodontal, ligamento Las fibras fuertes que conectan el diente con la mandíbula que lo sostiene.

Periodontal, terapia Tratamiento para corregir problemas periodontales.

Periodontitis Término dental usado para la enfermedad de las encías en estado avanzado.

Periodonto Tejido de soporte de un diente, incluyendo las encías y el hueso debajo de las mismas.

Perirradicular, tejidos Tejidos que rodean las raíces de los dientes.

PHS Abreviatura que significa Servicio de Salud Pública.

Plan máximo Pago máximo por trabajo dental otorgado por un plan de seguro dental.

Plata, conos de Pequeñas varillas de plata usadas como material para obturar el espacio del canal de la raíz. Se usan raramente en la actualidad.

Polyhidroxietilmetil metacrilate Material parecido a la goma usado en cirugía reparadora. Recientemente, se lo ha propuesto como material restaurador para tratamientos de conducto.

Póntico Unidad del puente que reemplaza al diente en una prótesis. Los pónticos generalmente se sueldan a las coronas colocadas en los dientes de soporte.

Poste Soporte, generalmente de metal, usado para ayudar a reforzar los conductos de la raíz restaurados. El soporte es colocado dentro del canal o conducto de la raíz para sostener una corona de metal o porcelana.

Posterior Término usado para referirse a la parte de atrás de la boca.

PPO Ver CDO.

Preautorización Ver Predeterminación.

Predeterminación Acuerdo de pago previo a un tratamiento dental para servicios específicamente diseñados.

Prostodoncia Especialidad dental que se refiere a las dentaduras postizas móviles o fijas para reemplazar dientes.

Protuberancia En ortodoncia es la condición en la cual la mandíbula inferior y los dientes superiores sobresalen.

Protuberantes, dientes Dientes frontales superiores sobresalientes.

Puente en voladizo En un puente fijo es el póntico que se une a la corona del diente soporte de un solo lado.

Pulpa Tejido correctivo dentro de la corona y raíces del diente. La pulpa dental está compuesta de células, fibras, vasos sanguíneos y nervios. Este es el tejido que se remueve durante el tratamiento del conducto de la raíz.

Pulpar, cámara Porción más alta del sistema de conductos de la raíz que contiene la mayor parte del tejido de la pulpa. Esta cámara ocupa el espacio dentro de la corona del diente y es continuo con el espacio dentro de la raíz del diente.

Pulpectomía Procedimiento para la remoción de la pulpa dental completa.

Pulpotomía Procedimiento que comprende la remoción de una porción de la pulpa dental en la corona del diente. Una pulpotomía se hace a veces con carácter de emergencia para disminuir el dolor de muelas en un paciente adulto.

Quirúrgico Relacionado con cirugía.

Radiografías laterales de cabeza Radiografía de gran tamaño sacada por el ortodoncista o cirujano oral para ayudar en el planeamiento del tratamiento.

Raíz Porción del diente debajo de la corona que se extiende hasta la mandíbula. La raíz es hueca y contiene un tejido llamado pulpa que se remueve durante el tratamiento del conducto de la raíz.

Raíz, amputación de la Acción de remover la raíz de un diente. La amputación difiere de una hemisección en que la primera no trata de la remoción de parte de la corona.

Raíz, ápice de la La punta anatómica de la raíz del diente.

Raíz, resorción Disolución fisiológica de áreas dentro y fuera de la raíz del diente. Esto es particularmente común después de un trauma.

Realineación Procedimiento referente a la aplicación de una superficie nueva y que encaja mejor a una prótesis movible. Esto debe ser hecho solamente por un dentista.

Removible, dispositivo Aparato para reemplazar dientes o para estabilizarlos y que pueden sacarse y ponerse en la boca (ejemplo: dentaduras postizas).

Removible, protodoncia Especialidad dental que se ocupa de dispositivos para reemplazar dientes que pueden removerse (ejemplo: dentaduras parciales).

Resinas Cualquier material de empastadura del color de los dientes, incluyendo resinas para laminado, resinas para grabado, etc.

Resorción o reabsorción La disolución fisiológica de un diente o estructura ósea.

Restauración Cualquier obturación que reemplaza la estructura del diente destruida por la caries.

Retracción El encogimiento, por ejemplo, de tejido para exponer un sitio de cirugía en el hueso.

Retroobturación Material de reemplazo (obturación) colocado al final de la punta de la raíz después que el diente ha tenido una apicectomía. El propósito de la obturación es sellar el ápice de la raíz.

Revestimiento, hojas de Técnica conservadora que comprende la colocación de una cobertura fina sobre los dientes decolorados o rotos para mejorar su apariencia. Este revestimiento se usa con mayor frecuencia en los dientes frontales por razones cosméticas.

Salud, Instituto Nacional del la (NIH) Agencia nacional gubernamental que estudia y aconseja a otras agencias del gobierno sobre cursos de acción en materia de salud.

Salud Publica, Dentista de Especialista cuyo trabajo comprende proveer servicios dentales y, frecuentemente, aconsejar en materias referentes al Servicio de Salud Pública.

Samario cobalto Tipo de imán usado para movimiento de los dientes en ortodoncia.

Sedación, consciente Relajación producida por drogas en la cual el paciente responde a los mandatos verbales.

Sedación, inconsciente Ver General, anestesia.

Sellador para depresiones y surcos Resina selladora que se graba con ácido a las superficies de masticación de los dientes permanentes recién salidos para prevenir caries.

Sellador para tratamiento del conducto de la raíz Pasta usada solamente para llenar los espacios entre las secciones del material de restauración en el tratamiento de conducto.

Separación Espacio entre los dientes.

Sialolito Piedra que a veces puede encontrarse en el conducto de la glándula salivar.

Silicato Material de empastadura del color de los dientes. No es usado comúnmente en la actualidad.

Sin prescripción médica Cualquier producto vendido que no necesita prescripción de un médico o dentista. Este término generalmente se refiere a medicinas.

Sin supervisión, higienista Profesional de higiene dental que puede trabajar independientemente sin la supervisión de un dentista. Colorado es un estado que ha legalizado esta práctica.

Socavadura Método mecánico para asegurar que una restauración (empastadura) no se adhiere a las paredes preparadas de la cavidad. Consiste en crear paredes convergentes en el espacio de la cavidad. Las restauraciones de amalgama pueden sostenerse en su lugar debido a esta técnica.

Solución reveladora Solución química que revela áreas que no se han limpiado con el cepillado diario.

Soporte Diente de sostén para un puente u otro tipo de accesorio oral.

Soporte ortodóncico Artificio rectangular o cuadrado que se acopla a una banda ortodóncica para sostener hilos y elásticos usados en ortodoncia. El soporte puede también acoplarse directamente al diente usando el proceso de grabado.

Supererupción Proceso por el cual los dientes, sin que haya dientes que se les opongan en la arcada opuesta, continúan creciendo. La edad no es un factor que influya en este proceso.

Sustancia, materia de El volumen de material usado para restaurar el canal o conducto de la raíz. El material generalmente usado es gutapercha, una sustancia suave, maleable hecha a base de goma.

Sutura Una puntada o el acto de colocar puntadas después de una operación.

Tabla de pagos En seguro dental, una cantidad fija pagada por servicios proporcionados por un dentista. Los planes con estas estipulaciones raramente toman en cuenta la inflación.

Tablilla Dispositivo creado para sostener dos o más dientes juntos para darles fortaleza adicional. A veces dos coronas se sueldan juntas para hacer una tablilla.

Temporomaxilar, articulación (TMJ) Articulación que conecta las mandíbulas superior e inferior. Esto permite la masticación.

Tensíon, destructor de Dispositivo sofisticado usado en puentes largos para reducir la tensión o fuerzas de masticación en dientes que tienen poco soporte; por ejemplo, los dientes con enfermedad periodontal que han perdido mucha estructura ósea.

Terapéutico Término que describe cualquier producto para tratar o prevenir enfermedades.

Terapéuticos dentales Cualquier producto dental que proclame propiedades curativas o preventivas. Estos productos están regulados por especificaciones federales y de la ADA en lo referente a seguridad y efectividad.

Tiroideo, collar La porción superior de un delantal de plomo usado durante un examen radiológico. Este collar protege el tiroides.

Titanio Este es el metal más frecuentemente usado en implantes dentales y lo que se usa es la forma pura del metal.

TMJ desorden Herida o anormalidad en el funcionamiento de la articulación temporomaxilar caracterizada por dolores de cabeza, cuello, músculos y dientes.

Tópico, anestésico Anestésico que se aplica manualmente en la superficie de los tejidos para disminuir el dolor de las inyecciones.

Túbulos dentales Pequeños tubos de tejido que forman la dentina. Estos tubos han sido llamados "las rutas hacia la pulpa".

UCR Ver usual, acostumbrado y razonable.

Usual, acostumbrado y razonable (UCR) Precio por un tratamiento, determinado por la compañía de seguros como usual, acostumbrado y razonable para el área del país donde el paciente reside. Los pagos de las compañías de seguro están basados en esta tarifa proporcional.

Vasoconstrictor Cualquier sustancia química como epinefrina o Neocobefrin que efectivamente disminuyen el torrente sanguíneo hacia o desde un área. Debe tenerse precaución antes de administrar estos agentes químicos, especialmente a los pacientes con problemas cardíacos severos.

Xerostomia Término usado para la boca seca.

INDICE ALFABETICO

A

R